Anatomia Palpatória Funcional

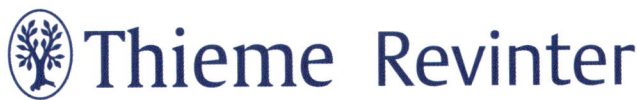

Assista a 30 vídeos *on-line* em MediaCenter.Thieme.com!

Visite a página MediaCenter.Thieme.com e, quando solicitado durante o processo de registro, digite o código abaixo.

TNJA-5859-3J3T-9M4Z

	WINDOWS & MAC	**TABLET**
Navegador(es) Recomendado(s)	Versões mais recentes de navegador nas principais plataformas e qualquer sistema operacional móvel que suporte reprodução de vídeo HTML5. *Todos os navegadores devem estar habilitados para JavaScript*	
Plug-in Flash Player	*Flash Player* 9 ou Superior *Para usuários de Mac: ATI Rage 128 GPU não suporta o modo de tela cheia com escalonamento do equipamento.*	Tablet, PCs com Android e OS suportam Flash 10.1.
Recomendado para melhor aproveitamento	Resoluções do monitor: • Normal (4:3) 1024 × 768 ou superior • Panorâmico (16:9) 1280 × 720 ou superior • Panorâmico (16:10) 1440 × 900 ou superior Conexão à internet de alta velocidade (mínima 384 kbps) é sugerida.	Conexão Wi-Fi ou dados móveis é necessário.

Conecte-se conosco nas redes sociais

Anatomia Palpatória Funcional

Segunda Edição

MARCIO OLÍMPIO SOUZA
Fisioterapeuta
Mestre em Educação pela Universidad del Salvador – Buenos Aires, Argentina
Pós-Graduado em Anatomia Humana pela Universidade Estácio de Sá
Professor da Universidade Estácio de Sá nas Disciplinas de Anatomia Palpatória, Anatomia Humana e Avaliação, RJ
Atua na Diretoria de Pesquisa e Extensão da Universidade Estácio de Sá
Coordenador da Pós-Graduação *Lato Sensu* em Anatomia Humana – UNESA

Thieme
Rio de Janeiro • Stuttgart • New York • Delhi

**Dados Internacionais de
Catalogação na Publicação (CIP)**

SO729a

    Souza, Marcio Olímpio
       Anatomia Palpatória Funcional/Marcio Olímpio Souza – 2. Ed. – Rio de Janeiro – RJ: Thieme Revinter Publicações, 2019.
       240 p.: il; 21 x 28 cm.
       Inclui Bibliografia & Índice Remissivo.
       ISBN 978-85-5465-126-8

       1. Fisioterapia. 2. Anatomia Humana. 3. Clínica Médica. 4. Palpação. I. Título.

                                 CDD: 611
                                 CDU: 616-071.4

Contato com o autor:
marcio.olimpio@estacio.br
marcio.olimpio.souza@gmail.com

Nota: O conhecimento médico está em constante evolução. À medida que a pesquisa e a experiência clínica ampliam o nosso saber, pode ser necessário alterar os métodos de tratamento e medicação. Os autores e editores deste material consultaram fontes tidas como confiáveis, a fim de fornecer informações completas e de acordo com os padrões aceitos no momento da publicação. No entanto, em vista da possibilidade de erro humano por parte dos autores, dos editores ou da casa editorial que traz à luz este trabalho, ou ainda de alterações no conhecimento médico, nem os autores, nem os editores, nem a casa editorial, nem qualquer outra parte que se tenha envolvido na elaboração deste material garantem que as informações aqui contidas sejam totalmente precisas ou completas; tampouco se responsabilizam por quaisquer erros ou omissões ou pelos resultados obtidos em consequência do uso de tais informações. É aconselhável que os leitores confirmem em outras fontes as informações aqui contidas. Sugere-se, por exemplo, que verifiquem a bula de cada medicamento que pretendam administrar, a fim de certificar-se de que as informações contidas nesta publicação são precisas e de que não houve mudanças na dose recomendada ou nas contraindicações. Esta recomendação é especialmente importante no caso de medicamentos novos ou pouco utilizados. Alguns dos nomes de produtos, patentes e design a que nos referimos neste livro são, na verdade, marcas registradas ou nomes protegidos pela legislação referente à propriedade intelectual, ainda que nem sempre o texto faça menção específica a esse fato. Portanto, a ocorrência de um nome sem a designação de sua propriedade não deve ser interpretada como uma indicação, por parte da editora, de que ele se encontra em domínio público.

© 2019 Thieme Revinter Publicações Ltda.
Rua do Matoso, 170, Tijuca
20270-135, Rio de Janeiro – RJ, Brasil
http://www.ThiemeRevinter.com.br

Thieme Medical Publishers
http://www.thieme.com

Capa: Thieme Revinter Publicações Ltda.

Impresso no Brasil por Zit Editora e Gráfica Ltda.
5 4 3 2 1
ISBN 978-85-5465-126-8

Todos os direitos reservados. Nenhuma parte desta publicação poderá ser reproduzida ou transmitida por nenhum meio, impresso, eletrônico ou mecânico, incluindo fotocópia, gravação ou qualquer outro tipo de sistema de armazenamento e transmissão de informação, sem prévia autorização por escrito.

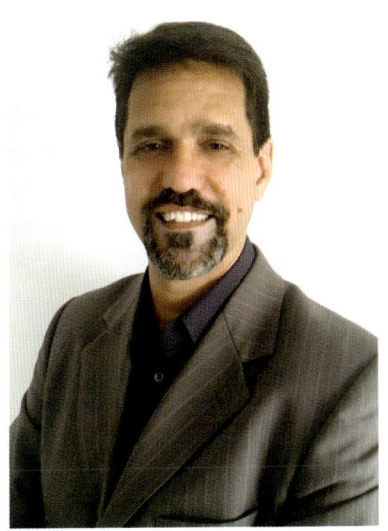

Discutimos muito nos dias atuais sobre novas tecnologias na área da saúde, avanços que podem nortear uma melhor técnica ou um diagnóstico mais fidedigno. Mas, de maneira alguma, podemos esquecer, ou simplesmente deixar de lado, aquilo que certamente é a parte mais importante de uma avaliação e consequentemente para direcionar um diagnóstico mais preciso e seguro, a técnica de reconhecimento de estruturas anatômicas, sejam elas superficiais e/ou profundas. A Anatomia Palpatória Funcional é uma técnica indispensável ao fisioterapeuta, educador físico, enfermeiro e ao médico. É através desta "simples" técnica, mas fundamental, que vamos ter mais segurança e aproximação com nosso cliente.

Prof. Marcio Olímpio Souza

Dedicatória

Ao longo de nossas vidas nos encontramos em diversas situações que nos fazem refletir, amadurecer, repensar, recuar e seguir em frente. As dificuldades sempre existirão e é por elas que nunca devemos desistir. Em um dos momentos mais difíceis e incertos de minha vida, Deus me presenteou com uma das coisas mais belas que existe, o Amor, um amor que me fez renascer e que me fez olhar para a vida com alegria e esperança novamente. Por isso, dedico este livro a Minha Vida, Minha Esposa Jacqueline Olímpio de Souza Ramos.

AGRADECIMENTOS

Nesta 2ª edição, quero agradecer à colaboração das fisioterapeutas Drª Maria Alice Pagnez e Drª Vanessa Knust pelo empenho, dedicação e compromisso com a realização desta obra. Minha gratidão e admiração.

APRESENTAÇÃO

O objetivo e o desafio de fazer um novo livro sobre a técnica de palpação são justamente poder tornar mais fácil e compreensível este estudo. No mundo atual, em que se preconiza muito a tecnologia, o toque é imprescindível em um exame clínico.

Anatomia Palpatória Funcional é idealizado para preencher uma lacuna na literatura mundial sobre o assunto e, ao mesmo tempo, auxiliar os alunos e demais profissionais a reconhecer determinadas estruturas anatômicas por meio do toque. Com um conceito pedagógico diferenciado, uma organização simples e com fotos em cores de alta qualidade, esta obra leva ao leitor uma duplicidade do conhecimento da anatomia humana, com um resgate do conhecimento anatômico, e, ao mesmo tempo, com uma demonstração prática da técnica de palpação.

Como professor, queria desenvolver um método inovador e que fosse, simultaneamente, direto, prático e com uma base sólida dos conceitos de anatomia humana. Esgotando ao máximo meus conhecimentos como educador, idealizei um livro que se destaca entre os poucos existentes, apresentando alguns diferenciais.

Conceitos básicos
Intencionalmente, foram abordados os conceitos básicos da anatomia humana e da neuroanatomia humana na introdução, e, em cada capítulo, cuidadosamente foi inserido, antes de qualquer palpação, um pequeno texto, com a finalidade de apresentar aquela região. A classificação morfofuncional da articulação e as características básicas de um músculo, como seu trajeto, origem, inserção, ação e inervação, foram apresentadas em um formato de texto.

Estruturas em português e latim
Poucos livros proporcionam aos leitores a origem latina dos nomes das estruturas anatômicas. Desde a sua consolidação como estrutura gramatical reconhecida a partir do século I a.C., este idioma forneceu um repertório de raízes para muitos campos semânticos, culturais e técnicos, para uma ampla variedade de línguas.

Imagens e ilustrações
Com o cuidado de proporcionar uma visualização de qualidade e detalhamento, as imagens foram feitas em estúdio profissional de fotografia com um modelo, e as ilustrações com material didático sintético, para que o leitor possa observar a(s) estrutura(s) em detalhes.

Prof. Marcio Olímpio Souza

PREFÁCIO

O leitor desavisado poderia questionar o porquê de um livro de anatomia palpatória em uma época que a ênfase nos tratamentos vem sendo dada muito mais no modelo biopsicossocial do que no estrutural. Porém, não podemos esquecer que, quando se utiliza a terapia manual, o profissional deve não somente conhecer em detalhes o funcionamento biomecânico, mas também as estruturas anatômicas envolvidas e sua localização, para que tanto a avaliação quanto o tratamento sejam mais eficazes. Desta forma, os tecidos e as estruturas, associados às queixas dos pacientes, podem fazer parte de uma categoria dentro das hipóteses diagnósticas, além de permitir a aplicação de técnicas mais adequadas.

O autor é uma pessoa com experiência no ensino da anatomia e terapia manual, o que permitiu a elaboração de um livro mais direcionado aos problemas comuns encontrados pelos profissionais e estudantes na prática palpatória. Elaborado de forma didática e com ilustrações muito precisas, tenho certeza de que este livro propiciará aos fisioterapeutas, osteopatas e quiropráticos uma possibilidade ímpar do reconhecimento de estruturas anatômicas indispensáveis para uma prática mais eficaz.

Dr. Palmiro Torrieri Junior

Colaboradores

2ª Edição

Maria Alice Mainenti Pagnez *(Cap. 7 – Coluna Vertebral)*
Fisioterapeuta Especialista em Osteopatia, DO
Mestre em Ciências da Reabilitação

Vanessa Knust *(Cap. 9 – Topografia Visceral)*
Professora de Anatomia Palpatória, Cinesioterapia e
Avaliação Cinético-Funcional da Universidade Estácio de Sá
Mestre em Ciências da Reabilitação pela UNISUAM

André Costa
Fotógrafo

André Luiz Cruz Barreto
Modelo

1ª Edição

Ricardo Castro
Fotógrafo

Marco Oddoni
Fotógrafo

Bruno Amaral
Modelo

Bruno Laranja
Modelo

Agência *Sapiens – Campus* Petrópolis II – Universidade Estácio de Sá, RJ

SUMÁRIO

1 INTRODUÇÃO AO ESTUDO DA ANATOMIA HUMANA 1
Termos de Relação e Comparação 2
Planimetria 2
Planos de Secção 2
Eixos do Corpo 2
Osteologia 3
Artrologia 5
Miologia 6
Neuroanatomia 7

2 ANATOMIA PALPATÓRIA DO MEMBRO SUPERIOR 11

Cintura Escapular (Cinguli Scapulae)
Considerações Anatômicas 12
Osteologia 12
Artrologia 23
Miologia 27

Braço (Brachii)
Miologia 44
Nervos e Vasos 49

Cotovelo (Cubiti)
Considerações Anatômicas 51
Osteologia 51
Nervo 54

Antebraço (Antebrachium)
Osteologia 55
Miologia 58
Nervos e Vasos 71

Mão (Manus)
Osteologia 73
Miologia 77

3 ANATOMIA PALPATÓRIA DA CINTURA PÉLVICA E COXA *(CINGULUM EXTREMITATUM PELVINARUM ET COXAE)* 79
Considerações Anatômicas 80
Osteologia da Cintura Pélvica e Coxa 80
Artrologia da Cintura Pélvica e Coxa 91
Miologia da Cintura Pélvica e Coxa 93
Miologia Anterior da Coxa 103
Miologia Posterior da Coxa 108
Nervos e Vasos 111

4 ANATOMIA PALPATÓRIA DO JOELHO 115
Considerações Anatômicas 116
Osteologia 116
Artrologia 121
Vasos 126

5 ANATOMIA PALPATÓRIA DA PERNA 127
Considerações Anatômicas 128
Osteologia 128
Miologia 131
Nervos 141

6 ANATOMIA PALPATÓRIA DO TORNOZELO E DO PÉ 143
Considerações Anatômicas 144
Osteologia 144
Artrologia 154
Miologia do Pé 163
Vasos 169

7 ANATOMIA PALPATÓRIA DA COLUNA VERTEBRAL 171
Considerações Anatômicas 172

Coluna Lombar *(Columna Lumbalis)*
Considerações Anatômicas 173
Osteologia 173
Miologia 174

Coluna Torácica *(Columna Thoracica)*
Considerações Anatômicas 175
Osteologia 176

Coluna Cervical *(Columna Cervicalis)*
Considerações Anatômicas 182
Osteologia 182
Artrologia 189
Miologia 190

8 ANATOMIA PALPATÓRIA DA CABEÇA E PESCOÇO 191
Considerações Anatômicas 192
Osteologia da Cabeça 192
Miologia do Pescoço 194
Vasos 195

9 ANATOMIA PALPATÓRIA DO ABDOME 197
Considerações Anatômicas 198
Miologia 200
Vasos 204
Topografia Visceral 205

BIBLIOGRAFIA 209

ÍNDICE REMISSIVO 211

Sumário de Vídeos

Vídeo 2-1. Bolsa Subacromial
Vídeo 2-2. Romboide Maior
Vídeo 2-3. Músculo Levantador da Escápula
Vídeo 2-4. Músculo do Peitoral Menor
Vídeo 2-5. Músculo Serrátil Anterior
Vídeo 2-6. Músculo Latíssimo do Dorso
Vídeo 2-7. Músculo Deltoide: Porção Posterior ou Porção Espinal
Vídeo 2-8. Músculo Subescapular
Vídeo 2-9. Músculo Braquial: 1º Acesso
Vídeo 2-10. Músculo Tríceps: Porção Intermédia ou Média
Vídeo 2-11. Nervos e Vasos: Artéria Braquial, Nervo Ulnar e Nervo Mediano
Vídeo 2-12. Músculo Flexor Superficial dos Dedos
Vídeo 2-13. Músculo Extensor Ulnar do Carpo: 2º Acesso
Vídeo 2-14. Músculo Braquiorradial
Vídeo 2-15. Nervo Mediano
Vídeo 2-16. Processo Estiloide do Rádio, Osso Escafoide e 1º Metacarpo
Vídeo 3-1. Músculo Piriforme: 1º Acesso
Vídeo 3-2. Músculo Sartório
Vídeo 3-3. Músculo Psoas Maior
Vídeo 3-4. Músculos do Quadríceps Femoral: Vasto Lateral e Vasto Medial
Vídeo 3-5. Músculo Semitendinoso
Vídeo 3-6. Músculo Semimembranoso
Vídeo 4-1. Ligamento Colateral Tibial Medial

Vídeo 4-2.   Menisco Medial e Menisco Lateral
Vídeo 5-1.   TAT, Impressão para o Trato Ileotibial e Cabeça da Fíbula
Vídeo 5-2.   Músculo Tibial Anterior
Vídeo 5-3.   Músculo Fibular Curto
Vídeo 5-4.   Músculo Sóleo
Vídeo 6-1.   Ligamento Calcaneofibular
Vídeo 8-1.   Esternocleidooccipitomastóideo (ECOM)

Anatomia Palpatória Funcional

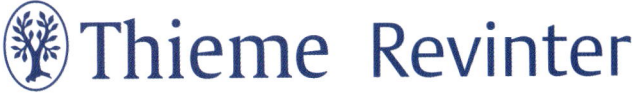

Capítulo 1

Introdução ao Estudo da Anatomia Humana

Termos de Relação e Comparação   2
Planimetria   2
Planos de Secção   2
Eixos do Corpo   2
Osteologia   3
Artrologia   5
Miologia   6
Neuroanatomia   7

Termos de Relação e Comparação

Definem a situação relativa de uma estrutura anatômica quando comparada a outra. Existem vários termos empregados, mas aqui vamos expor alguns dos termos mais utilizados:

- *Anterior*: refere-se a uma posição antecedente, prévia, o mesmo que ventral.
- *Posterior*: refere-se a uma posição em posterioridade, dorsal, detrás.
- *Superior*: localizado no ponto mais alto ou mais próximo do crânio, acima.
- *Inferior*: localizado no ponto mais próximo à planta do pé.
- *Caudal*: ponto mais extremo do, em relação ao, tronco (do *latim cauda*, significa cola).
- *Cranial*: mais próximo ao extremo superior do tronco.
- *Profundo*: mais afastado da superfície.
- *Superficial*: mais próximo da superfície.
- *Proximal*: mais próximo de fixação proximal ou origem.
- *Distal*: mais afastado de fixação distal ou inserção.
- *Ipsolateral*: do mesmo lado do corpo ou homolateral.
- *Contralateral*: do lado contrário do corpo ou do lado oposto.

Planimetria

A planimetria nos permite localizar qualquer região anatômica no espaço, mediante a utilização de três planos imaginários perpendiculares entre si, cuja interseção determina a linha gravitatória corporal. A aplicação desses planos se realiza sobre o corpo localizado na posição anatômica, e que, por convenção, deve estar de pé.

- Cabeça e olhar fixos no horizonte.
- Membros superiores ao lado do corpo com o antebraço e palma das mãos em supinação (*voltadas para frente*).
- Membros inferiores contíguos com os pés ligeiramente abduzidos (*afastados*).

A utilização destes planos nos permite a correta descrição e localização das estruturas corporais normais e patológicas, seja no estudo acadêmico, seja na clínica.

Planos de Secção

Existem três planos de referência e que se relacionam com os eixos do corpo, sempre perpendiculares, formando um ângulo reto.

- *Plano sagital*: é o plano que passa pela linha média do corpo. Assim, os planos paralelos a este denominam-se parassagitais.
- *Plano frontal ou coronal*: é qualquer plano vertical que corta o corpo perpendicularmente ao medial ou sagital.
- *Plano horizontal ou transverso*: é qualquer plano localizado perpendicularmente ao plano sagital e ao plano frontal.

Eixos do Corpo

São linhas imaginárias que atravessam uma determinada articulação para que se possam obter seus movimentos (Quadro 1-1).

- *Eixo anteroposterior ou ventrodorsal*: de direção horizontal e perpendicular ao plano frontal. Esse eixo atravessa o corpo de anterior para trás.
- *Eixo longitudinal ou craniocaudal:* de direção vertical e perpendicular ao plano horizontal. Parte da região mais alta do crânio até a planta dos pés, passando pelo centro gravitacional do corpo.
- *Eixo laterolateral*: de direção horizontal e perpendicular ao plano sagital.

Quadro 1-1 Planos, eixos e movimentos do corpo

Planos	Eixos	Movimentos
Sagital	Laterolateral	Flexão/extensão
Frontal	Anteroposterior	Abdução/adução
Horizontal	Longitudinal	Rotação lateral/medial

O conhecimento e o entendimento dos planos de secção e eixos por parte do aluno lhe permitirão: localizar uma estrutura, interpretar com exatidão um exame complementar (RNM, TC), ter uma maior compreensão da terminologia empregada em reuniões multidisciplinares etc.

A nômina anatômica denomina a estrutura ou o plano segundo vocábulos latinos, (*p. ex.:* plano sagital é *planum sagitalis*) de acordo com a nômina. Estas relações entre diferentes nomenclaturas encontram-se em tabelas de obras específicas, onde se faz necessária sua consulta.

OSTEOLOGIA

Anatomia Macroscópica

O sistema esquelético do homem é constituído por um conjunto de ossos que estão unidos entre si, e constantemente existe uma exploração por radiografias ou palpação de determinados pontos anatômicos para que se possa diagnosticar uma patologia ou referenciar outra estrutura.

O esqueleto do homem é constituído tanto de tecido ósseo quanto de tecido cartilaginoso, e essa proporção muda, à medida que o organismo desenvolve. Durante a vida intrauterina, o esqueleto osteocartilaginoso é substituído por osso de substituição. Na vida adulta, esse tecido cartilaginoso persiste, mas, de forma limitada, em regiões, como as costelas, septo nasal e articulações.

Para uma melhor compreensão no estudo do esqueleto, ele é dividido em duas grandes partes. O esqueleto axial que forma o eixo central do corpo sustenta e protege órgãos vitais e está constituído pelo crânio, osso hioide, coluna vertebral e caixa torácica. O esqueleto apendicular consiste nos ossos dos membros superiores: braço (úmero), antebraço (rádio e ulna), esqueleto da mão (carpo, metacarpo e falanges) e membros inferiores, coxa (fêmur), perna (tíbia e fíbula) e esqueleto do pé (tarso, metatarso e falanges). Existem ainda dois conjuntos de ossos que servem de união entre os esqueletos. O primeiro, que une o esqueleto axial aos membros superiores, chamamos de cintura escapular* e é constituído pelos ossos da clavícula e escápula; o segundo, que une o esqueleto axial aos membros inferiores, cintura pélvica**, é constituído pelos ossos do quadril (ílio, ísquio e púbis).

---
* Tecnicamente o osso esterno participa da cintura escapular.
** Tecnicamente o osso sacro participa da cintura pélvica.

Em um adulto existem aproximadamente 206 ossos. Mas, de acordo com Van de Graaff, "o número exato difere de uma pessoa para outra dependendo da idade e de fatores genéticos. Por ocasião do nascimento, o esqueleto apresenta em torno de 270 ossos". Além desses, alguns adultos ainda podem possuir ossos wormianos* (crânio) e sesamoides** encontrados em outros locais do corpo que não seja na articulação do joelho (Quadro 1-2).

Quadro 1-2 Total de ossos do corpo humano

Esqueleto axial				Esqueleto apendicular	
Crânio (22)				**Cintura escapular (4)**	
Ossos da face (14)	Ossos do crânio (8)	Ossículos da audição (6)		Clavícula 2	
• Maxilar 2	• Parietal 2	Martelo 2		Escápula 2	
• Palatino 2	• Temporal 2	Bigorna 2		**Membro superior (60)**	
• Zigomático 2	• Frontal 1	Estribo 2		Úmero 2	Carpo 16
• Lacrimal 2	• Occipital 1	**Hioide 1**		Rádio 2	Metacarpo 10
• Nasal 2	• Etmoide 1	**Coluna vertebral (26)**		Ulna 2	Falanges 28
• Concha nasal inferior 2	• Esfenoide 1	Cervical 7		**Cintura pélvica 2**	
• Mandíbula 1		Torácica 12		Ossos do quadril 2	
• Vômer 1		Lombar 5		**Membros inferiores (60)**	
		Sacro 4 ou 5		Fêmur 2	Tarso 14
		Cóccix 3 ou 4		Tíbia 2	Metatarso 10
		Tórax (25)		Fíbula 2	Falanges 28
		Costelas 12 pares		Patela 2	
		Esterno 1			

Função dos Ossos

1. Sustentação.
2. Proteção.
3. Sistemas de alavanca.
4. Produção de células sanguíneas.
5. Armazenamento de sais minerais.

Classificação dos Ossos

Os ossos desempenham papéis fundamentais no corpo, e de acordo com sua forma, são classificados da seguinte forma:

1. *Longos:* p.ex.: úmero, clavícula, falange.
2. *Curtos:* p. ex.: osso escafoide e osso navicular.
3. *Planos:* p. ex.: osso parietal (crânio), ossos frontal e maxilar (órbita), escápula, ilíaco.
4. *Irregulares:* p. ex.: vértebras e alguns ossos do crânio.
5. *Pneumáticos:* p. ex.: ossos esfenoide e etmoide.
6. *Sesamoides*** : p. ex.: patela.

---

* São pequenos ossos encontrados nas articulações do crânio e recebem esse nome de um médico dinamarquês, chamado de Ole Worm.
** De origem do grego sesamon, significa semelhante a uma semente de sésamo.
*** Segundo o autor Latarjet, que ainda podemos encontrar na porção medial do *m. gastrocnêmio*, no tendão do *m. fibular longo*, e com menor frequência no *m. tibial posterior* e no *m. tríceps braquial*.

Artrologia

Anatomia Macroscópica

Podemos dizer que as articulações ou junturas são a união de dois ou mais ossos. Nos vertebrados existem vários tipos de articulações: as desprovidas de mobilidade, as semimóveis e as com amplo movimento.

Classificação das Articulações

As articulações podem ser classificadas de acordo com o seu grau de movimento e quanto ao tecido que interpõe numa determinada articulação.

Se considerarmos uma articulação imóvel, diremos que ela é uma articulação do tipo sinartrose e seu tecido interposto será o fibroso, portanto, é classificada como uma articulação fibrosa; se considerarmos uma articulação semimóvel, diremos que ela é uma articulação do tipo anfiartrose, e seu tecido interposto será o cartilaginoso, portanto, é classificada como uma articulação cartilaginosa; e se considerarmos uma articulação móvel, diremos que ela é uma articulação do tipo diartrose, e seu tecido interposto será o líquido sinovial, portanto, é classificada como sendo uma articulação sinovial (Quadro 1-3).

Quadro 1-3 Classificação das articulações

Articulações	Tipo	Exemplo
Sinartroses	Imóveis	Suturas do crânio
Anfiartroses	Semimóveis	Sínfise púbica
Diartroses	Móveis	Articulação glenoumeral

Diartrose

São articulações que possuem uma cavidade articular e tem amplo movimento. As superfícies dos ossos possuem uma cartilagem denominada hialina, de cor esbranquiçada, maleável e extensível de acordo e proporcionalmente aos movimentos de uma articulação. Esta cartilagem é desprovida de vasos sanguíneos e sua nutrição se faz por absorção das excreções do líquido sinovial. Por ser uma articulação do tipo sinovial e ter amplo movimento, necessita de um envoltório que denominamos cápsula articular, contendo uma membrana fibrosa (externa) e uma membrana sinovial (interna) que produz a sinóvia. Entre os ossos existem os ligamentos que são sólidos e flexíveis e apresentam uma elasticidade variável, podem encontrar-se à distância ou podem ser curtos, apresentam-se de forma variável que podem ser largos ou delgados, alguns são conhecidos como ligamentos extracapsulares, outros intracapsulares, e existem ainda os capsulares. Esses ligamentos possuem uma resistência considerável e podem suportar acima de 400 kg sem causar nenhum tipo de lesão. Alguns dispositivos são encontrados nas cavidades das articulações, como, por exemplo, os lábios acetabular e glenoidal. Em forma de anel, circula a cavidade aumentando a superfície articular, permitindo uma maior adaptação às partes ósseas em contato. Outro dispositivo, e talvez o mais conhecido, é o menisco; de forma semilunar e constituído de cartilagem, tem a função de melhorar a adaptação entre os ossos em contato e amortecer e dissipar forças. Encontram-se presos em suas extremidades (cornos) aos ossos (tíbia), e sua face externa se adere à cápsula articular. Os meniscos são unidos anteriormente pelo ligamento transverso do joelho. São pouco vascularizados e, quando sofrem algum tipo de lesão, dificilmente cicatrizam (Quadro 1-4).

Quadro 1-4 Classificação das articulações de acordo com os eixos de movimento

Tipo	Eixo	Movimento
Uniaxial	1	2
Biaxial	2	4
Triaxial	3	6
Poliaxial	Triaxial com maior mobilidade	

Anfiartrose

São articulações que possuem movimento reduzido, onde encontramos entre duas superfícies ósseas, uma cartilagem ou uma formação fibrocartilaginosa. As sínfises apresentam uma sequência de osso-cartilagem-disco-cartilagem-osso (p. ex.: articulações entre corpos vertebrais, sínfise púbica). Possuem função de amortecer forças.

Sinartrose

Articulações fibrosas ou sinfibrosas – apresentam tecido fibroso interposto entre os ossos. Esse tipo de articulação é encontrado entre os ossos do crânio.

1) **Sutura plana:** p. ex.: ossos nasais.
2) **Sutura dentada:** p. ex.: sutura coronal.
3) **Suturas escamosas:** p. ex.: sutura temporoparietal.
    - *Esquindilezes*: crista que se introduz na goteira vômer e esfenoide.
    - *Gonfoses*: articulações fibrosas que ocorrem entre cavidades e saliências (p. ex.: dentes).
    - *Sindesmoses*: articulações fibrosas ligadas por fibras colágenas ou lâminas de tecido fibroso – membrana interóssea (p. ex.: rádio e ulna).

MIOLOGIA

Anatomia Macroscópica

Classificação dos Músculos Estriados Esqueléticos

A) **Quanto à origem e inserção:** convencionou-se de origem ou inserção proximal, aquela extremidade muscular presa à peça óssea que não se movimenta, e inserção ou inserção distal, aquela extremidade muscular presa à peça óssea que se desloca. Um determinado músculo pode alterar seus pontos de origem e inserção quando solicitados em diversas posições. Quando se originam por dois tendões (bíceps), três tendões (tríceps), e quatro tendões (quadríceps) (p. ex.: bíceps braquial, tríceps sural, quadríceps femoral). Quando se inserem por dois tendões, são classificados de bicaudados, três ou mais, são classificados de policaudados (p. ex.: flexores e extensores da mão).

B) **Quanto à ação:** podem ser classificados como flexor, extensor, adutor, abdutor, rotador lateral, rotador medial, flexor plantar, flexão dorsal, pronador, supinador, inversor, eversor, opositor, elevador, depressor etc.

C) **Quanto ao ventre:** podem apresentar mais de um ventre muscular com interrupções tendinosas, denominados de digátricos. (p. ex.: m. digástrico); e aqueles que apresentam um número maior, denominados poligástricos. (p. ex.: m. reto do abdome).

D) **Quanto à inervação:** os filamentos nervosos podem-se apresentar em vários pontos do músculo e entrarem em contato com a placa motora, que se interpõe entre a fibra nervosa e a fibra muscular. Se um nervo for seccionado, interrompe um estímulo nervoso e entra em atrofia.

E) **Quanto à nutrição:** as artérias também podem ser numerosas em um músculo, se ramificando e anastomosando cobrindo as fibras musculares. O retorno venoso se dá pela necessidade energética de cada órgão.
F) **Quanto à forma:** podem ser do tipo fusiforme, peniforme, bipeniforme, semipeniforme, monopeniforme, plano, digástrico etc.

Classificação Funcional

A classificação funcional é dada aos músculos quando eles atuam na mobilidade de uma articulação.

A) **Agonista:** músculo principal na execução de um movimento.
B) **Antagonista:** músculo que se opõe ao trabalho de um músculo agonista para reduzir o potencial de ação, não se contrai, não auxilia e não resiste ao movimento.
C) **Sinergista:** músculo que atua para eliminar alguma ação indesejada do agonista.
D) **Neutralizador:** músculo que previne ações acessórias indesejadas que normalmente ocorrem quando um agonista desenvolve uma tensão.
E) **Estabilizador:** músculo que estabiliza uma parte do corpo contra uma determinada força.
F) **Fixador:** músculo que fixa um segmento do corpo para permitir um apoio básico nos movimentos executados por outros músculos.

NEUROANATOMIA

Receptores

Em toda a superfície da pele existem receptores especializados para detectarem estímulos provenientes do meio externo, como, os quimiorreceptores, ligados ao olfato e paladar; os fotorreceptores, ligados à visão; as terminações livres; os termorreceptores, ligados à temperatura; e os mecanorreceptores, ligados ao tato e a pressão.

Na anatomia palpatória já que utilizamos a todo o momento o toque para reconhecer uma estrutura ou fazer uma avaliação, os mecanorreceptores são primordiais, e são encontrados na epiderme e derme pelos discos ou meniscos de Merkel, localizados na camada basal da epiderme com uma distância um dos outros de 1 cm, e são responsáveis pelo tato e pela pressão leve; os corpúsculos de Meissner, localizados em grande quantidade nas pontas dos dedos, são responsáveis pelo tato e sensíveis às vibrações; e os corpúsculos de Vater-Pacini, localizados no tecido subcutâneo e derme, são responsáveis pelo tato forte e pelas pressões prolongadas (Quadro 1-5).

Quadro 1-5 Tipos de receptores de sensibilidade corporal

Tipo morfológico	Transdução	Localização	Função
Terminações livres	Mecanoelétrica, quimioelétrica e termoelétrica	Toda pele, órgãos internos, vasos sanguíneos e articulações	Dor, temperatura e tato protopático
Corpúsculo de Ruffini	Mecanoelétrica	Derme	Sulcos da pele e tato protopático
Fusos musculares	Mecanoelétrica	Músculos esqueléticos	Propriocepção
OTG	Mecanoelétrica	Tendões	Propriocepção
Corpúsculos de Pacini	Mecanoelétrica	Derme e periósteo	Sensibilidade vibratória
Discos de Merkel	Mecanoelétrica	Epiderme	Tato e pressão estática

Anatomia Interna da Medula Espinal

Num corte transversal da medula espinal, podemos observar a distribuição das substâncias branca e cinzenta. A substância cinzenta apresenta uma forma de uma letra H ou até mesmo a de uma borboleta, possui um corno anterior que é mais dilatado por possuir maior concentração de corpos neuronais e se conectam com a raiz anterior do nervo espinal, é composto por fibras predominantemente amielínicas, sendo uma via eferente ou motora; um corno posterior mais delgado e que recebe a raiz posterior do nervo espinal, sendo uma via ascendente ou sensitiva; e um corno lateral, que somente é encontrado na região torácica e parte do sacro. A substância branca distribuída em todo o entorno do H medular, serve como via ascendente (posteriormente) e via descendente (anteriormente), conduzindo impulsos nervosos oriundos da periferia para o encéfalo e vice-versa pelas fibras predominantemente mielínicas. É subdividida em três grandes funículos, que são áreas onde se concentram os tractos. Entre os cornos anteriores, encontra-se o funículo anterior; entre o corno anterior e o corno posterior, encontra-se o funículo lateral; e, entre os cornos posteriores, encontra-se o funículo posterior, que se subdivide em dois fascículos, o fascículo grácil ou antigamente conhecido como fascículo de Goll, localizado medialmente, que conduz todo impulso nervoso motivado nos membros inferiores e parte inferior do tronco, e o fascículo cuneiforme ou fascículo de Burdach, localizado lateralmente, que se relaciona com qualquer impulso nervoso motivado nos membros superiores e parte superior de tronco. Tais impulsos nervosos estão relacionados com a propriocepção consciente, sensibilidade vibratória, tato discriminativo e a estereognosia.

- *Propriocepção consciente:* percepção consciente de posição e movimentos dos segmentos do corpo.
- *Sensibilidade vibratória:* percepção de qualquer estímulo repetitivo ou vibracional na superfície da pele.
- *Tato discriminativo:* capacidade de saber discriminar tocando dois pontos na superfície da pele.
- *Estereognosia:* capacidade de reconhecer um objeto pelo tato quanto à sua forma e textura, sem o auxílio da visão.

Vias Sensoriais

Determinados estímulos mecânicos, térmicos e também os dolorosos quando em contato com a epiderme, são captados e conduzidos pelo nervo periférico à medula espinal num trajeto ascendente e de acordo com o tipo de sensibilidade correspondente. Ao serem conduzidas ao sistema nervoso suprasegmentar, com passagem pelo tálamo, alcançam o hemisfério cerebral e especificamente no giro pós-central (córtex somestésico) onde os estímulos são interpretados, e as sensações são conscienciadas. É nessa área que encontramos o "Homúnculo de Penfield" que representa o córtex somestésico primário ou a sensibilidade tátil, pressão ou a dor. Localizado no lobo parietal compreendido pelas áreas 3,1 e 2 de Broadman, deu origem à figura de um homem deformado e desproporcional, onde as áreas mais sensíveis são maiores do que as menos sensíveis.

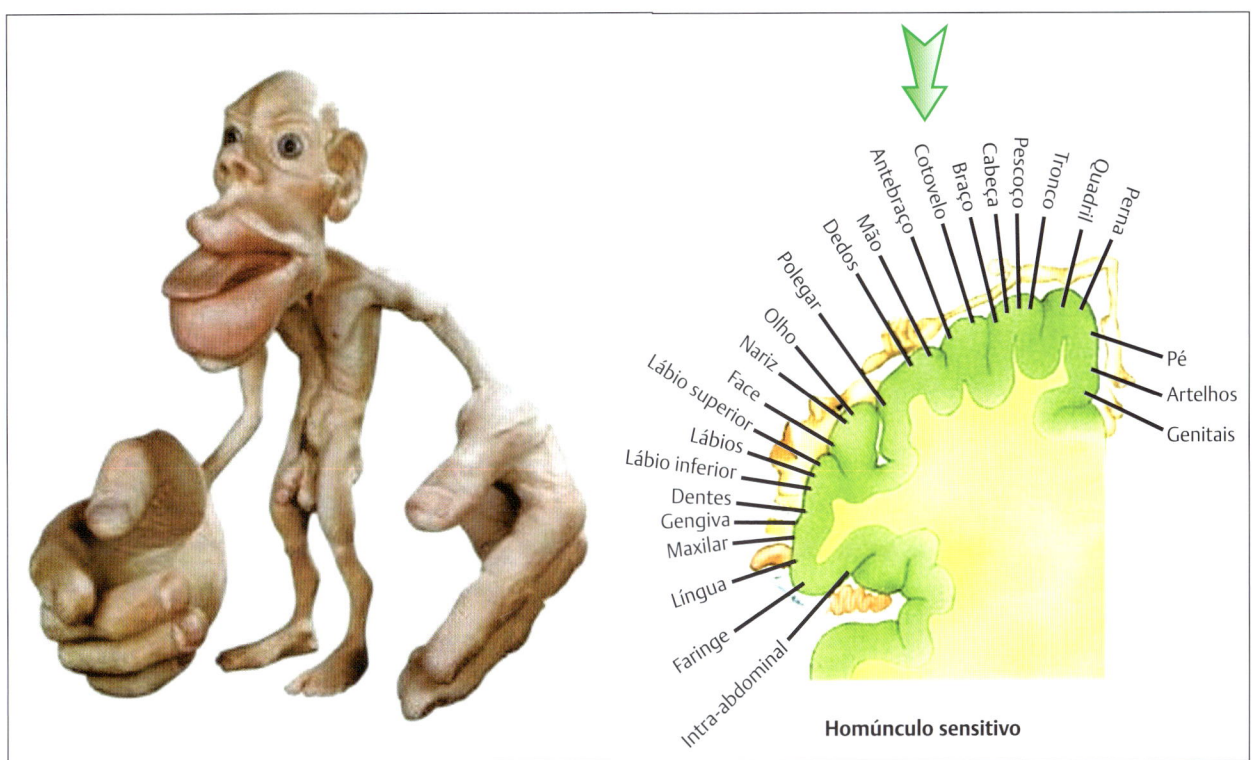

Homúnculo sensitivo

Técnicas Básicas Para o Exame Palpatório

Se pensarmos em realizar um bom exame físico num indivíduo, é necessário exacerbar nossos sentidos e, sobretudo o tato, por que por ele teremos todas as informações necessárias para determinar a estrutura anatômica palpada e com isso nosso raciocínio clínico ficará mais claro.

Primeiramente fazemos uma observação geral, onde devemos inspecionar todos os segmentos e verificar a presença de deformidades na pele, lesões cutâneas e/ou secreções. Observar também como esse indivíduo deambula e como é sua postura.

Em seguida, prosseguimos com a palpação para identificarmos alterações na textura da pele, sensibilidade, elasticidade e consistência.

As palpações podem ser feitas de forma direta ou indireta, superficialmente ou de forma profunda de até 4 cm.

Formas de palpação:

- Utilizando as polpas digitais.
- Em forma de pinça com o polegar e o indicador.
- Dorso de dedos e mãos para avaliar temperatura.
- Digitopressão (polpas do polegar e indicador) tem objetivo de verificar a circulação sanguínea, dor e edema.

Capítulo 2

ANATOMIA PALPATÓRIA DO MEMBRO SUPERIOR

Cintura Escapular *(Cinguli Scapulae)*
Considerações Anatômicas 12
Osteologia 12
Artrologia 23
Miologia 27

Braço *(Brachii)*
Miologia 44
Nervos e Vasos 49

Cotovelo *(Cubiti)*
Considerações Anatômicas 51
Osteologia 51
Nervo 54

Antebraço *(Antebrachium)*
Osteologia 55
Miologia 58
Nervos e Vasos 71

Mão *(Manus)*
Osteologia 73
Miologia 77

CINTURA ESCAPULAR (*CINGULI SCAPULAE*)

Considerações Anatômicas

Também conhecida como cíngulo do membro superior, é constituída pela clavícula anteriormente e a escápula posteriormente. Tem, como importância funcional, a união com o esqueleto apendicular superior.

Osteologia

Clavícula *(Clavicula)*

A clavícula é um osso longo em forma de "S" que liga o membro superior ao tronco. Sua extremidade esternal (medial) se articula na incisura esternal do manúbrio, a extremidade acromial (lateral) é plana e se articula com o acrômio da escápula. Os 2/3 mediais são convexos anteriormente, enquanto que o 1/3 lateral é achatado e côncavo anteriormente. A superfície superior é lisa e localiza-se logo abaixo da pele e do músculo platisma, no tecido subcutâneo, portanto é de fácil palpação. A superfície inferior é rugosa e serve de ponto de fixação para os fortes ligamentos que a ligam ao acrômio e à primeira costela; portanto, é de difícil acesso para palpar.

- *Posição anatômica:* 1/3 côncavo lateral e face lisa superior.
- *Acidentes:* extremidade esternal, extremidade acromial, face lisa, face rugosa, sulco para o músculo subclávio, linha trapezoide, tubérculo conoide, impressão para o ligamento costoclavicular.

Extremidade Esternal (Extremitas Sternalis)

Palpação – Tendo como referência a incisura jugular, o examinador deslizará o dedo indicador em sentido lateral, onde irá perceber primeiramente um sulco e, em seguida, uma proeminência anterior.

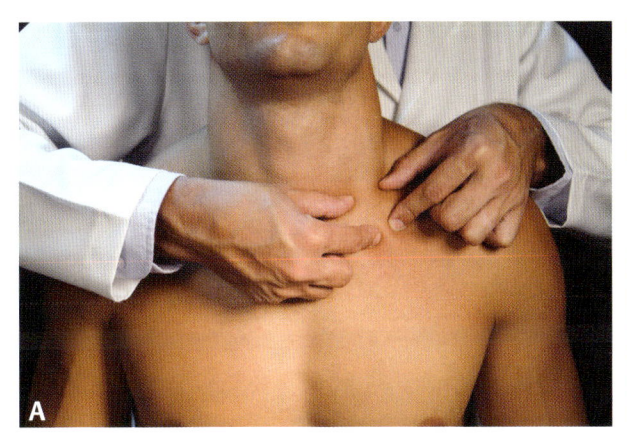

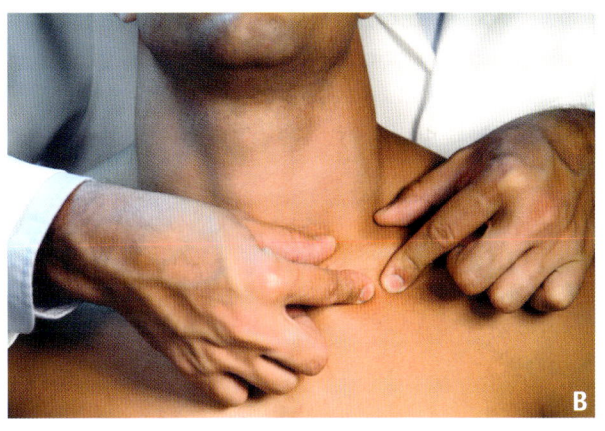

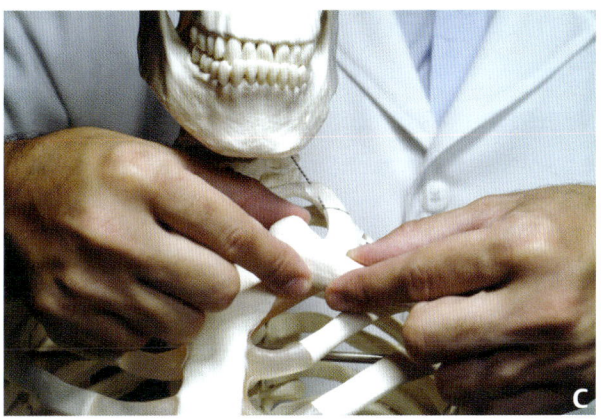

Extremidade Acromial (Extremitas Acromialis)

Palpação – Com o polegar e indicador em forma de pinça, segue-se pela diáfise de medial para lateral, aonde se percebe a convexidade anterior (2/3 medial) e concavidade anterior (1/3 lateral) até as extremidades laterais. Logo após há uma depressão que corresponde à extremidade lateral da clavícula aonde ela se articula com o acrômio.

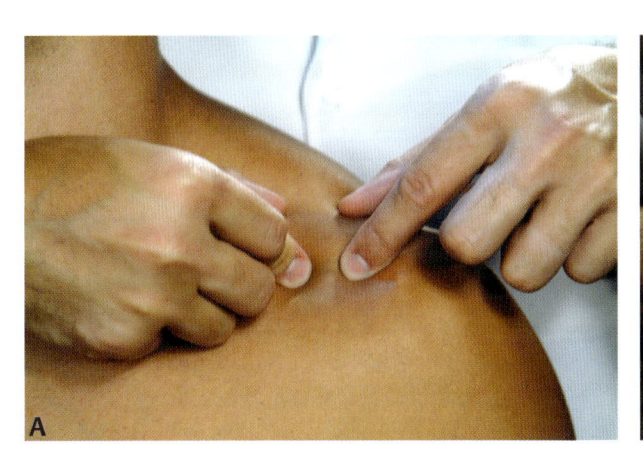

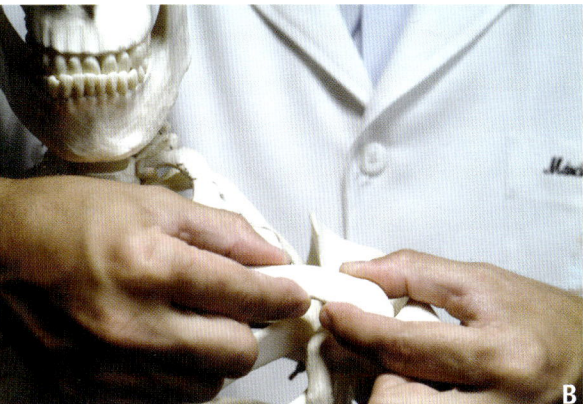

Escápula (Scapula)

A escápula é um osso plano triangular que se localiza na face posterossuperior e lateral do tórax, estendendo-se sobre a 2ª costela até a 7ª costela.

- *Posição anatômica*: espinha da escápula posterossuperior e cavidade glenoide superolateral.
- *Acidentes:* ângulos lateral, superior e inferior; bordas lateral, medial e superior; faces costal e posterior; fossa supraespinal; fossa infraespinal; acrômio; espinha da escápula; processo coracoide; incisura da escápula; cavidade glenoide; tubérculo supraglenoidal e tubérculo infraglenoidal.

> **Atenção!** Quando se pensar em examinar qualquer estrutura no dorso, pode-se tirar como referência sempre o ângulo inferior da escápula. A partir desse ponto anatômico podem-se encontrar tanto os músculos quanto os acidentes anatômicos.

Ângulo Inferior (Angulus Caudalis)

Palpação – Primeiramente o examinador deverá posicionar o braço do paciente em rotação medial e apoiar o dorso da mão sobre as costas. Em seguida, com seu dedo sensitivo palpará uma elevação óssea.

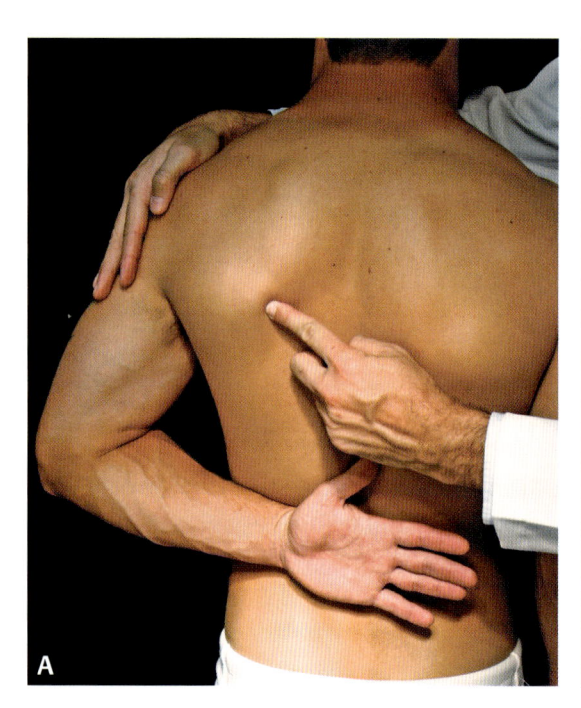

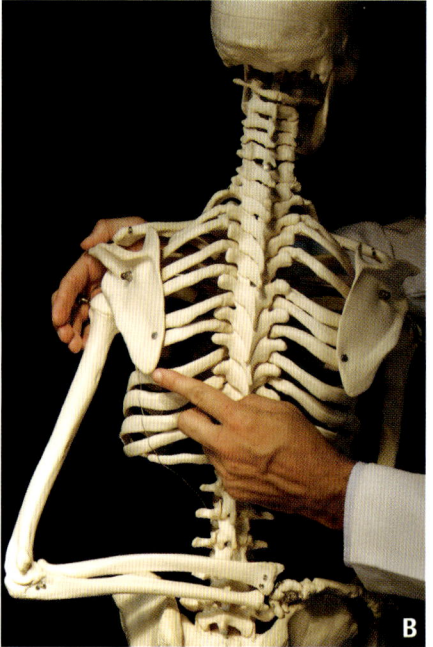

Borda Lateral (Margo Axillaris)

Palpação – Tendo como referência o ângulo inferior da escápula, o examinador deslizará seus dedos sensitivos para cima e para o lado (em sentido diagonal).

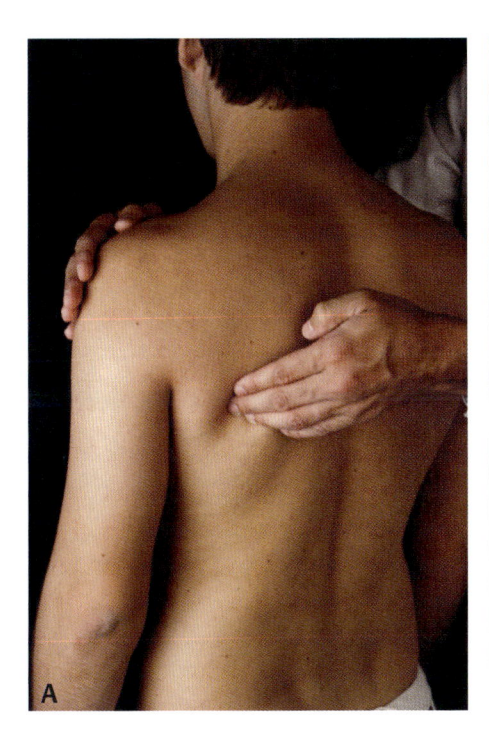

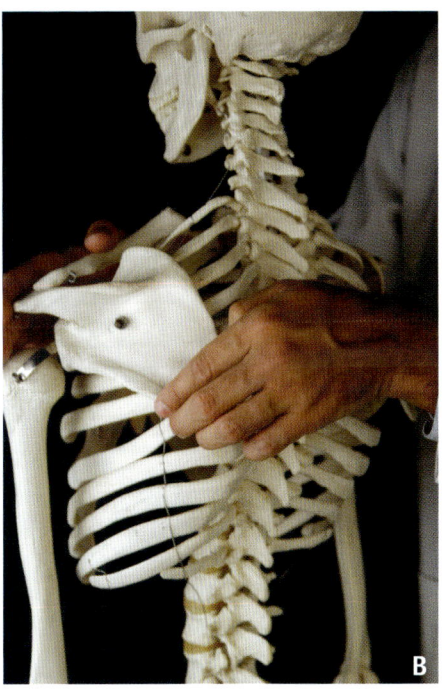

Borda Medial (Margo Vertebralis)

Palpação – Tendo como referência o ângulo inferior da escápula, o examinador deslizará seus dedos sensitivos medialmente em sentido cranial.

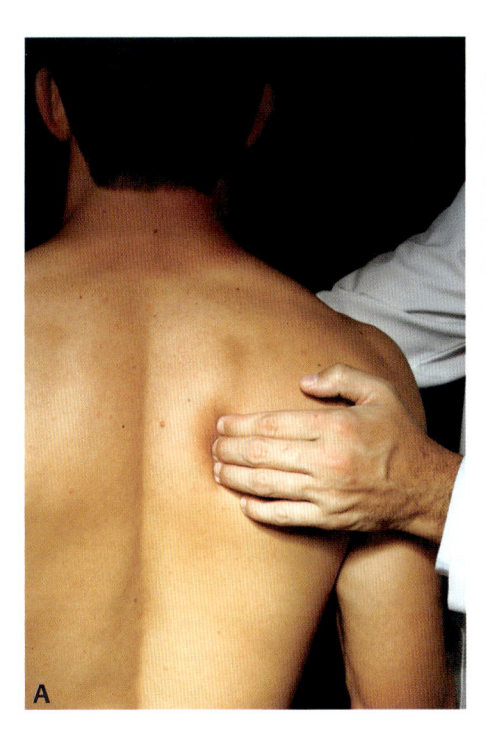

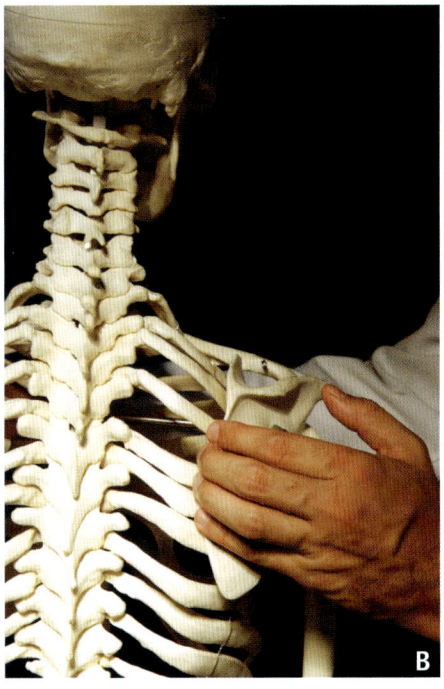

Ângulo Inferior, Bordas Lateral e Medial (Angulus Caudalis, Margo Axillaris e Vertebralis)

Palpação global – Com a mão sensitiva homolateral na escápula do paciente, o examinador deverá posicionar o ângulo formado entre o polegar e o indicador no ângulo inferior, em seguida seu indicador posicionar-se-á imediatamente na borda lateral, e o polegar se posicionará na borda medial da escápula.

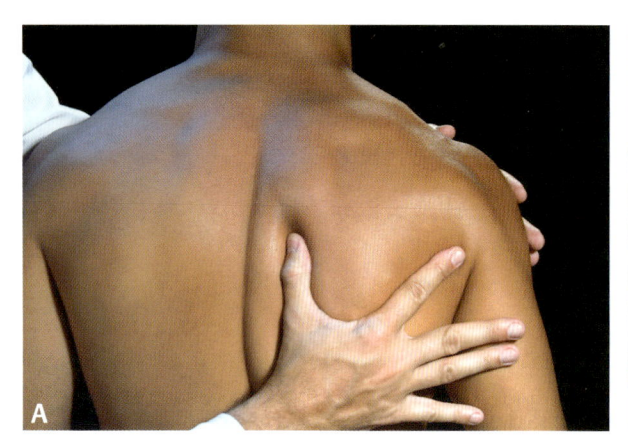

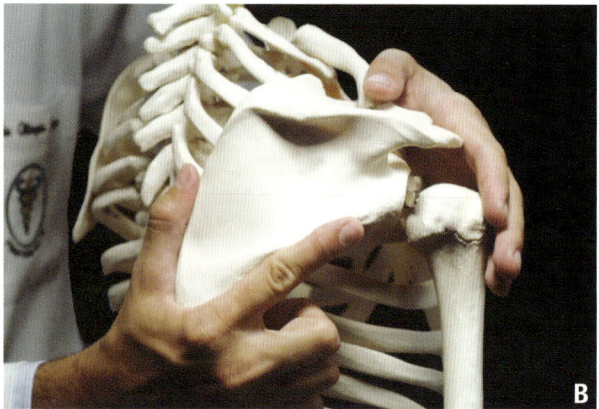

Ângulo Superior (Angulus Cranialis)

Palpação – Partindo do ângulo inferior da escápula pela borda medial, o dedo sensitivo palpará a raiz da espinha da escápula, e o ângulo superior se encontrará aproximadamente a dois dedos acima.

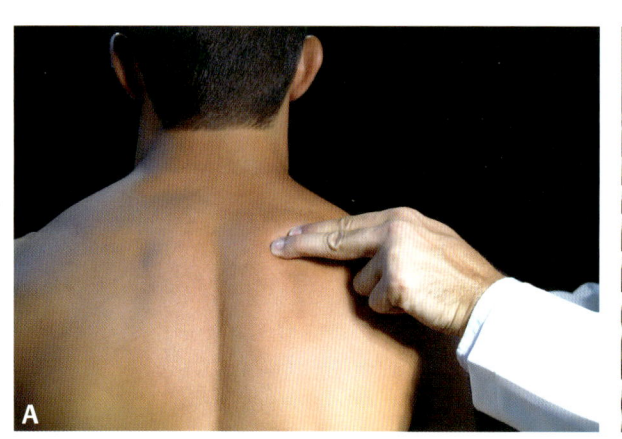

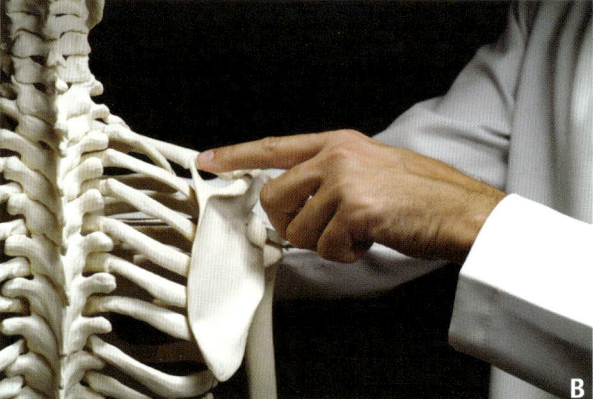

Espinha da Escápula ou Espinha Acromial (Spina Scapulae)

Palpação – Partindo do ângulo inferior da escápula pela borda medial, o dedo sensitivo palpará a raiz da espinha da escápula, e em sentido medial para lateral encontrará a espinha da escápula.

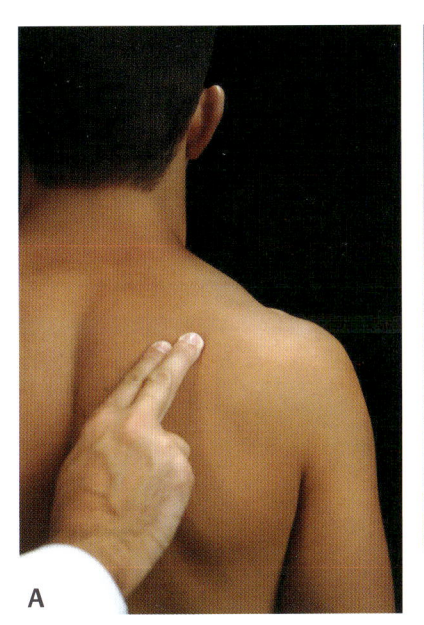

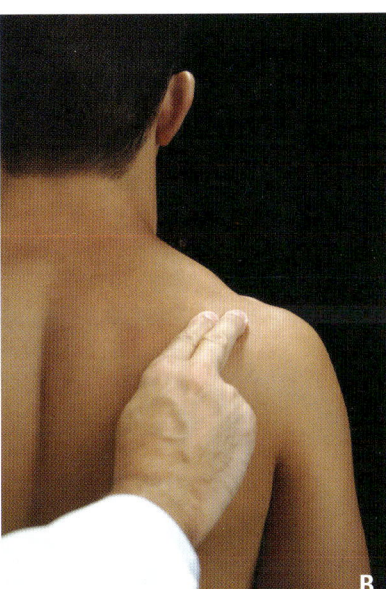

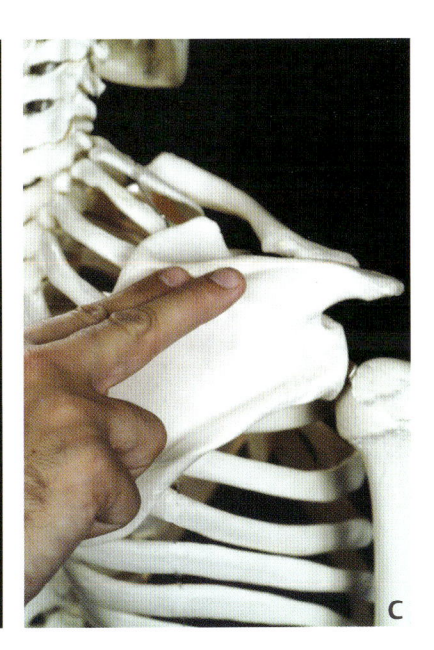

Acrômio (Acromion)

1º Acesso

Palpação – Partindo do ângulo inferior da escápula pela borda medial, os dedos sensitivos palparão a raiz da espinha da escápula e, de medial para lateral em sentido oblíquo pela espinha da escápula, encontrará uma projeção óssea plana anteriormente.

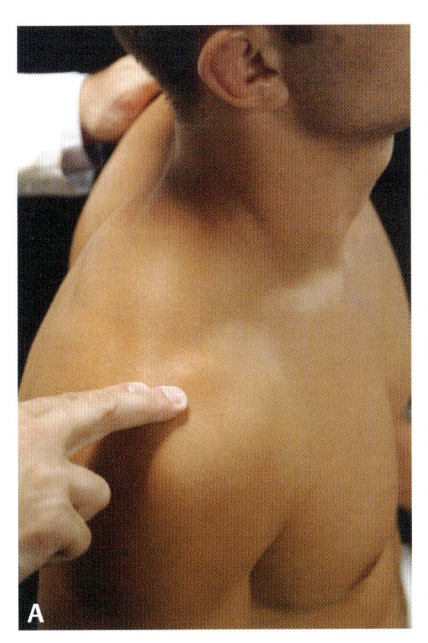

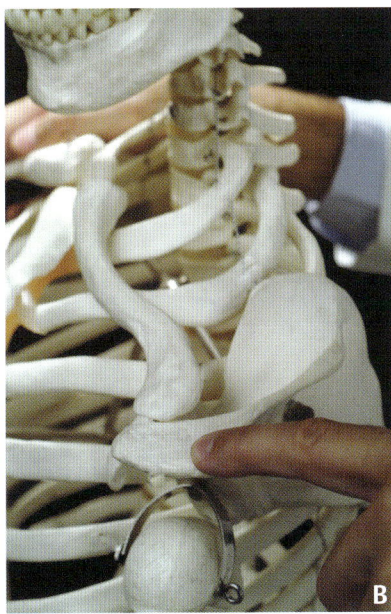

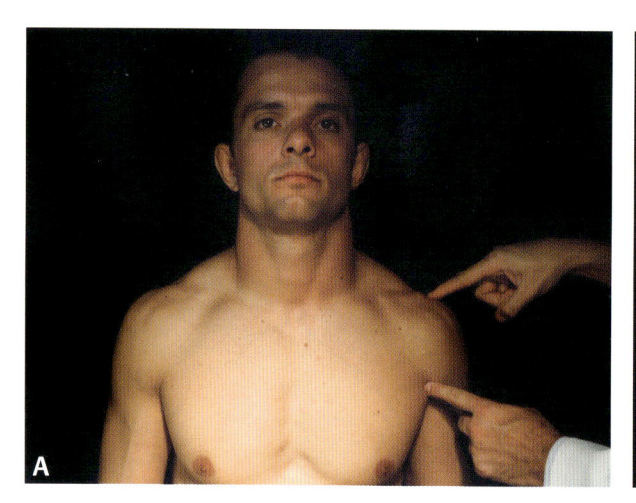

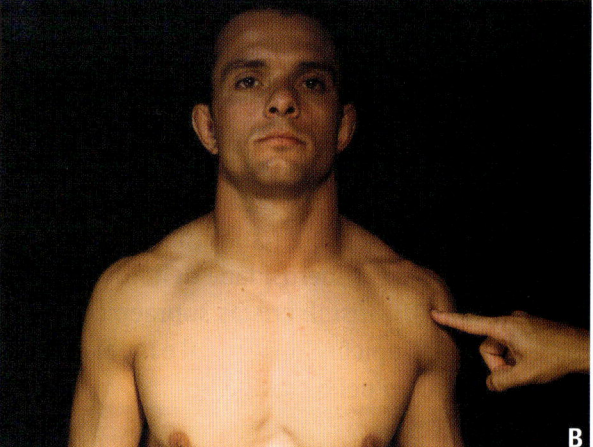

Tubérculo Menor (Tuberculum Minus)

1º Acesso

Palpação – O examinador coloca uma de suas mãos abraçando o ombro do paciente de lateral para medial, logo o polegar cairá diretamente sobre o tubérculo menor do úmero. Com a outra mão, segura o antebraço do paciente a ser examinado e realiza uma rotação lateral do úmero.

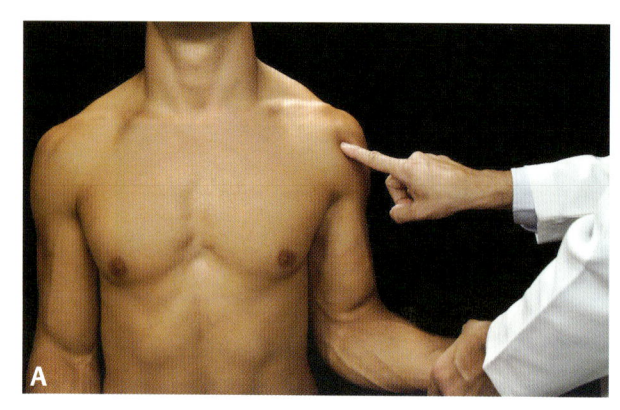

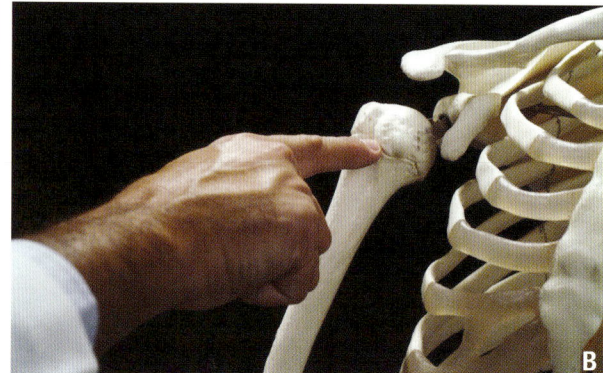

2º Acesso

Palpação – Traçar uma linha imaginária entre a axila e o acrômio, em seguida o examinador colocará um dedo lateral a essa linha, onde poderá palpar o acidente.

Tubérculo Maior (Tuberculum Majus)

Palpação – Tendo como base a borda lateral do acrômio e um dedo abaixo e através do músculo deltoide, pressionará seu polegar na direção da estrutura a ser examinada. Com a outra mão segura o antebraço do paciente e realiza uma rotação medial do úmero.

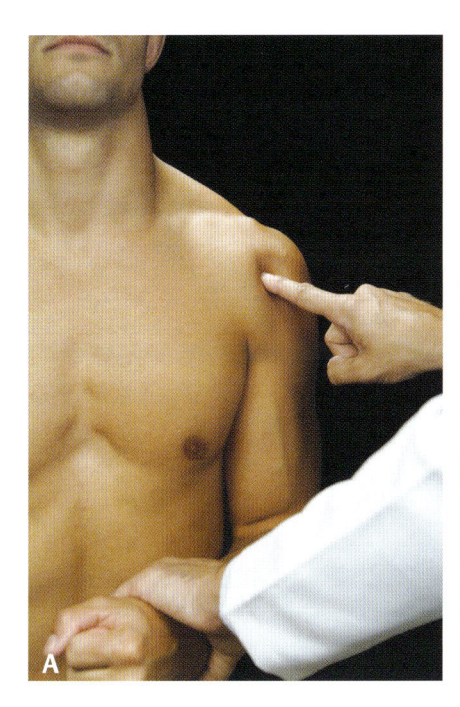

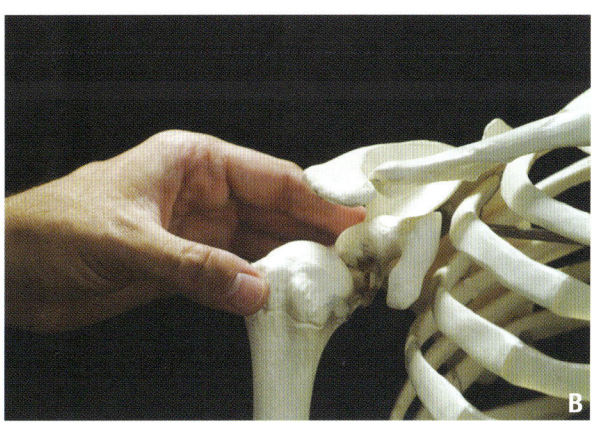

Sulco Intertubercular e Tendão da Porção Longa do M. Bíceps Braquial (Sulcus Intertubercularis)

Palpação – O examinador segura o antebraço do paciente a 90° e realiza movimentos associados de rotações lateral e medial. Com seu dedo polegar da outra mão entre os dois tubérculos, perceberá as cristas dos tubérculos maior e menor. Entre eles encontra-se o sulco intertubercular. Para verificar o tendão da porção longa do m. bíceps braquial, o examinador deverá solicitar ao paciente flexões repetidas do cotovelo com resistência, e mantendo seu dedo sensitivo no sulco intertubercular.

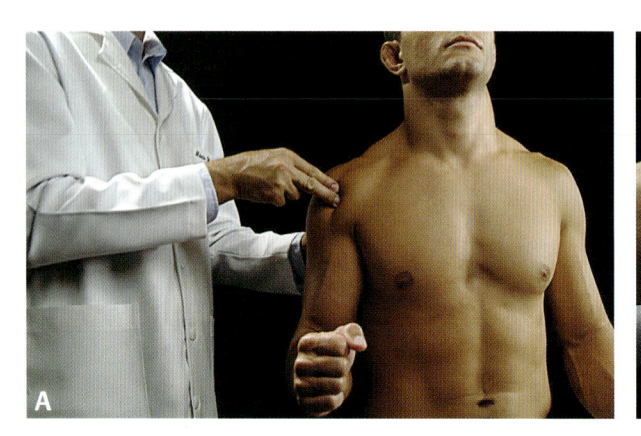

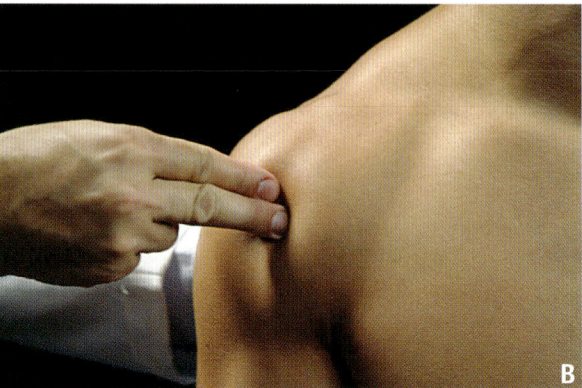

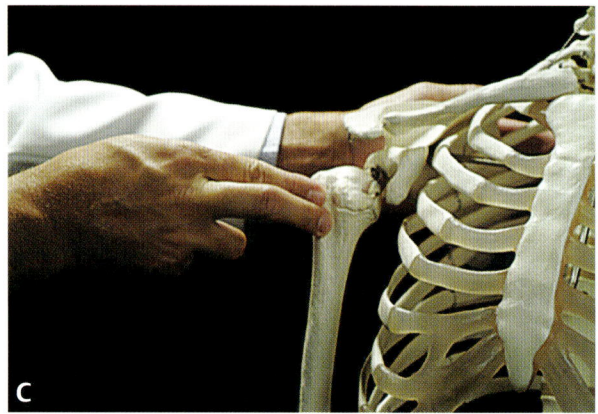

Artrologia

Compreendida por quatro articulações do tipo sinovial, sendo duas articulações esternoclaviculares anteromediais contendo um disco intrarticular entre as partes ósseas, e duas articulações acromioclaviculares laterais onde raramente é encontrado um disco fibrocartilaginoso.

Articulação Esternoclavicular *(Articulus Sternoclavicularis)*

- *Tipo de articulação:* sinovial.
- *Classificação morfológica:* plana.
- *Classificação funcional:* esferoide.
- *Movimento:* anteroposterior, depressão e elevação, rotações anterior e posterior.
- *Inervação:* ramos do nervo supraclavicular medial e o nervo para o músculo subclávio.

Palpação – Tendo como referência a incisura jugular, o examinador deslizará seu dedo indicador lateralmente até perceber uma saliência antes da extremidade esternal da clavícula.

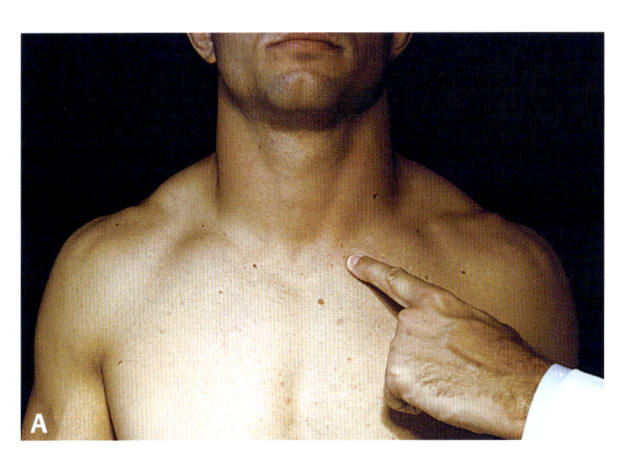

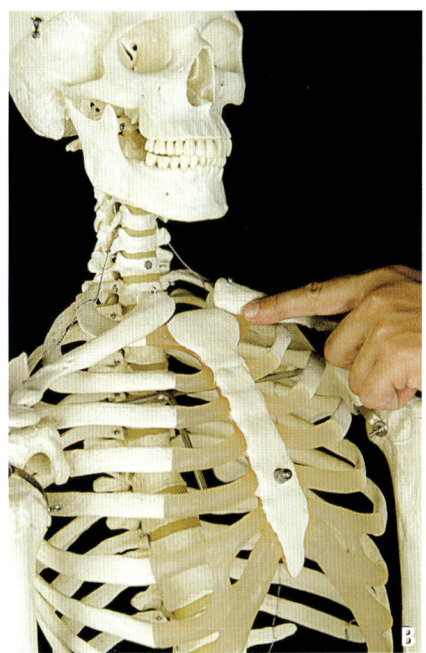

Mobilização

Palpação – O examinador deverá localizar primeiramente a origem do músculo esternocleido-occipitomastóideo, para que possa em seguida posicionar medialmente seus dedos polegar e indicador o mais próximo da extremidade medial da clavícula e realizar movimentos anteroposteriores.

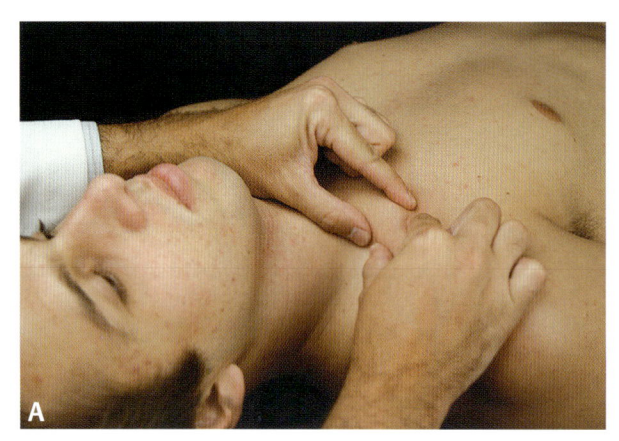

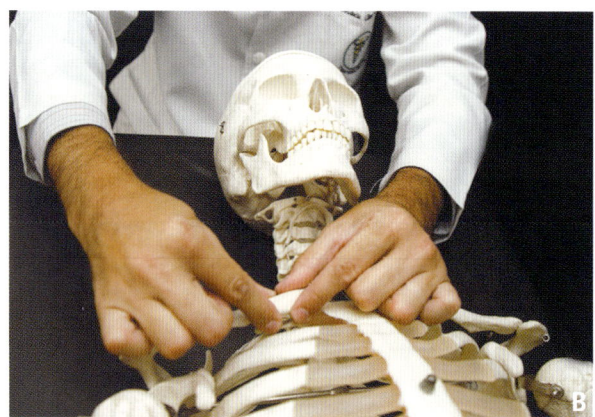

Articulação Acromioclavicular e Ligamento Acromioclavicular (*Articulus Acromioclavicularis* e *Ligamentum Acromioclaviculare*)

- *Tipo de articulação:* sinovial.
- *Classificação morfológica:* plana.
- *Classificação funcional:* anaxial.
- *Movimentos:* seus movimentos estão associados aos movimentos da articulação escapulotorácica.
- *Inervação:* nervos supraclavicular, peitoral lateral e axilar.

Palpação – O examinador com seu dedo sensitivo deverá seguir pela diáfise da clavícula até a extremidade lateral, onde encontrará uma pequena eminência antes de chegar ao acrômio.

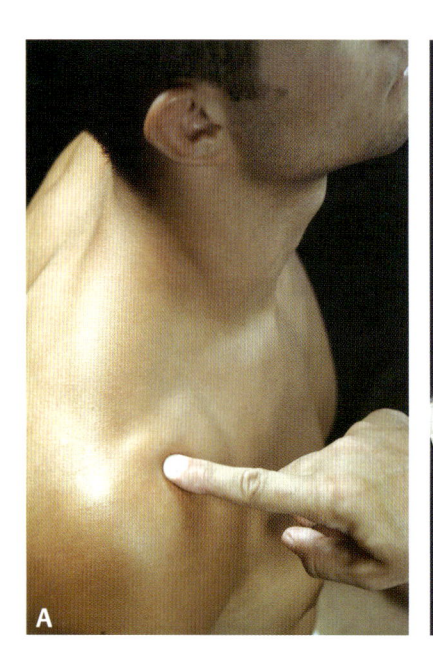

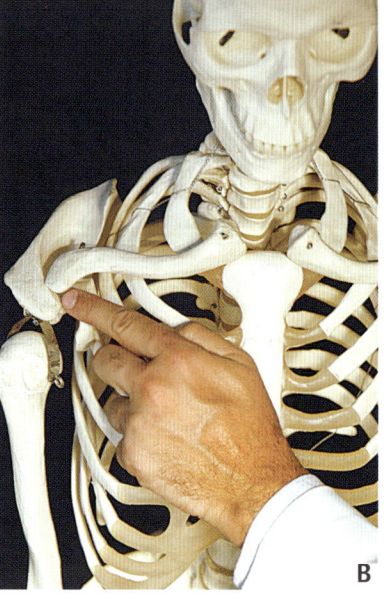

Atenção! *O examinador deverá observar com cuidado para não confundir com o espaço existente na fossa supraespinal, localizada posterior à articulação acromioclavicular.*
O ligamento é de difícil palpação. Para potencializar, o examinador deverá solicitar uma elevação da cintura escapular.

Ligamento Interclavicular *(Ligamentum Interclaviculare)*

Características – O ligamento interclavicular reforça a cápsula superiormente estendendo-se da extremidade esternal de uma clavícula a outra, passando pela incisura jugular.

Palpação – O examinador com seu dedo sensitivo palpará o ligamento interclavicular na incisura jugular entre as duas clavículas.

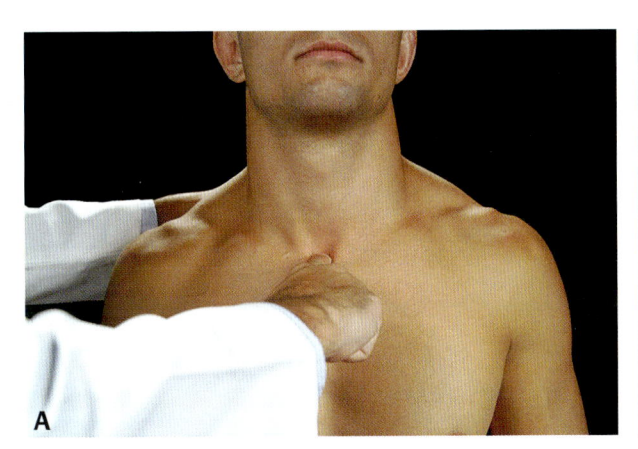

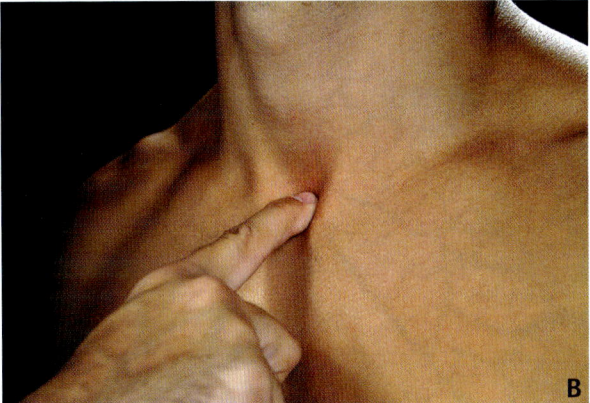

Bolsa Subacromial ou Subdeltóidea *(Bursa Subacromialis ou Subdeltoidea)* (ver Vídeo 2-1)

Características – A bolsa subacromial está localizada entre o acrômio e o ligamento coracoacromial inferior e superiormente ao tendão do músculo supraespinal. A bolsa subdeltóidea se localiza entre o músculo deltoide e o tubérculo maior do úmero, e com frequência se comunica com a bolsa subacromial. Por esse motivo costuma-se referenciá-las como sendo uma única estrutura.

Palpação – Com uma das mãos irá estabilizar o paciente em um dos ombros. Com a outra mão colocará o polegar ou indicador sobre o acrômio e deslizará imediatamente lateral na direção da cabeça do úmero, que através do músculo deltoide fará uma pressão a um dedo transversal abaixo em sentido laterolateral.

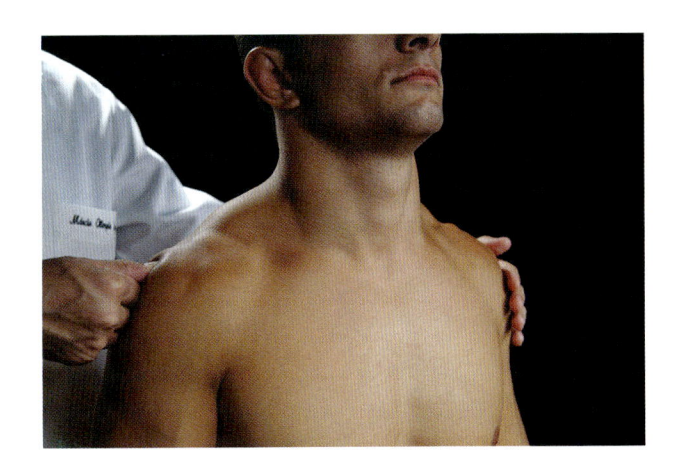

Articulação Escapulotorácica
Mobilização

De acordo com Latarjet, não existe nenhuma relação articular entre o tórax e a escápula apenas o deslizamento do osso sobre o gradil costal, através dos tecidos conjuntivos.

Palpação – Com uma das mãos encaixe os dedos na borda medial ou vertebral da escápula e com a outra mão, envolva o ombro do paciente para estabilizar. O examinador irá realizar movimentos de rotação medial e lateral (ângulo inferior); elevação e depressão; e adução e abdução na escápula sobre o gradil costal.

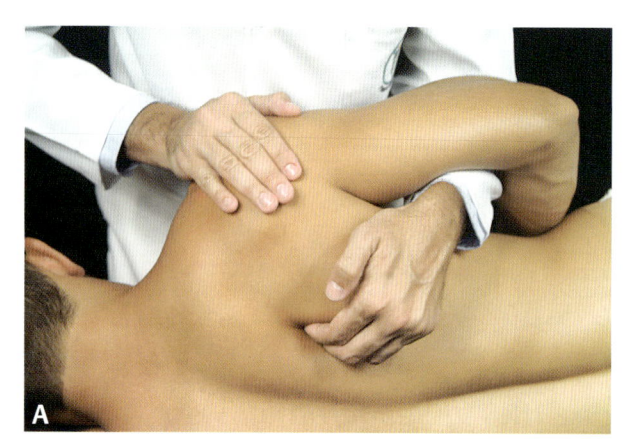

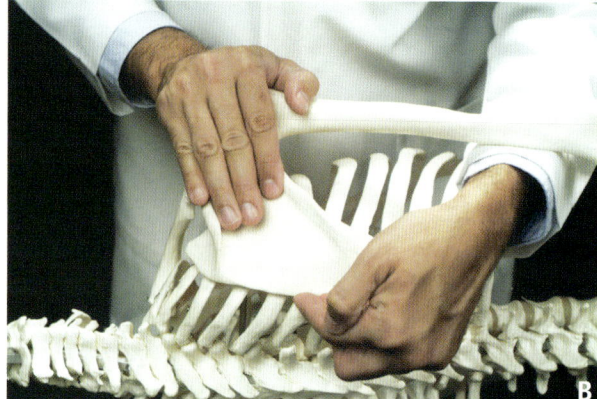

Atenção! O examinador poderá utilizar seu tórax para potencializar o exame.

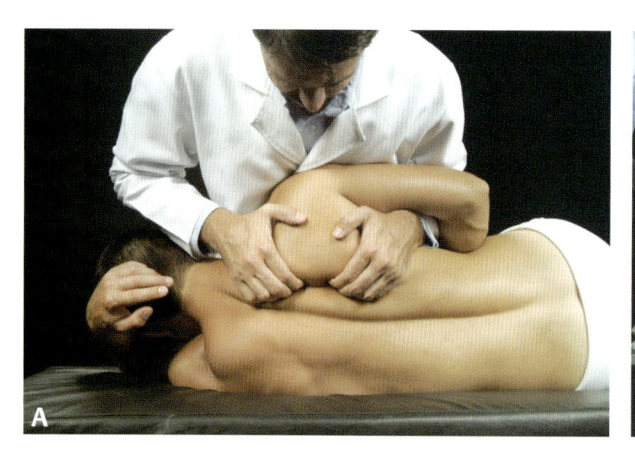

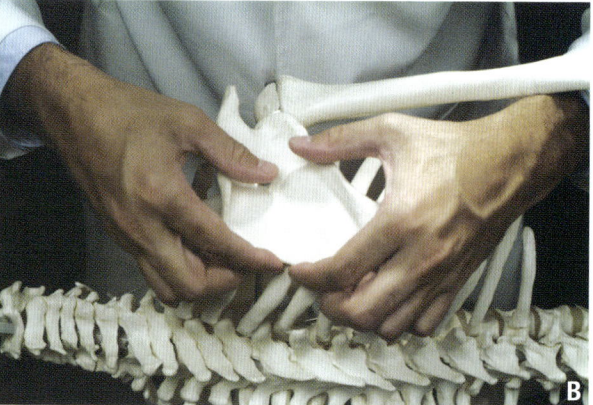

Miologia

Dos quinze músculos desta região, pelo menos sete têm sua origem na escápula, quatro nas vértebras cervicais e torácicas, dois nas costelas e outros dois em diversas regiões. Dentre todos, existe um conjunto de músculos conhecidos como manguito rotador, que tem uma particularidade funcional muito importante de estabilizar passivamente o úmero na escápula com a finalidade de impedir uma lesão na articulação glenoumeral. Para que não haja uma subluxação anterior do úmero, o tendão do músculo subescapular atravessa anteriormente a articulação; superiormente o músculo supraespinal e posteriormente os músculos infraespinal e redondo menor.

Músculos que Unem o Tronco à Cintura Escapular e ao Úmero
Trapézio (Trapezoeides)

Características – É o músculo mais superficial do dorso e de formato triangular, tem como origem a protuberância occipital externa e linha nucal superior; ligamento nucal e todos os processos espinhosos das vértebras torácicas, e inserção na espinha da escápula, acrômio e 1/3 lateral da clavícula. Sua ação é determinada isoladamente por suas três porções: as fibras descendentes realizam elevação; as fibras transversais retração ou adução e as fibras ascendentes realizam depressão, todas em relação à cintura escapular. Sua inervação advém dos ramos anteriores do 2º, 3º e 4º nervos cervicais para formar o nervo acessório.

Fibras descendentes

Palpação – O examinador solicita ao paciente uma abdução de braço com cotovelo flexionado acima de 90º aproximadamente e faz uma leve resistência. Com sua mão sensitiva, deverá palpar o músculo com seus dedos desde sua origem até próximo ao acrômio.

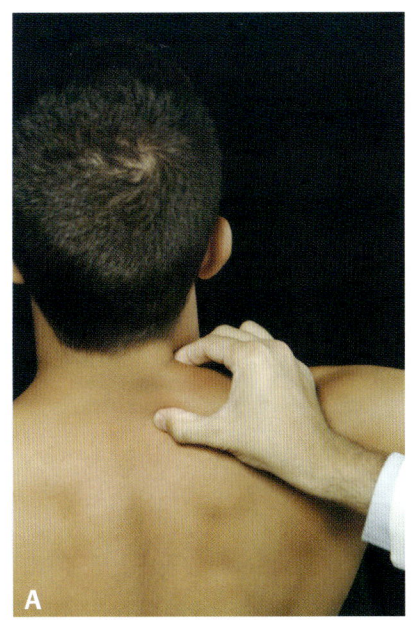

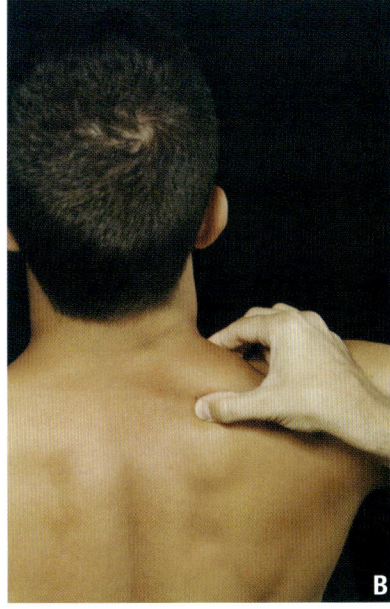

Fibras transversais

Palpação – A mão sensitiva do examinador localizará primeiramente o ângulo inferior da escápula, seguirá pela borda medial até próximo à espinha e a posicionará. O examinador solicita ao paciente uma abdução de braço com cotovelo flexionado a 90º aproximadamente e resiste na altura do cotovelo ao movimento de extensão na horizontal.

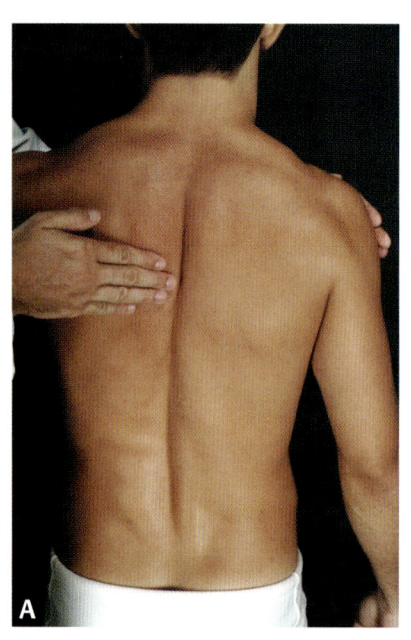

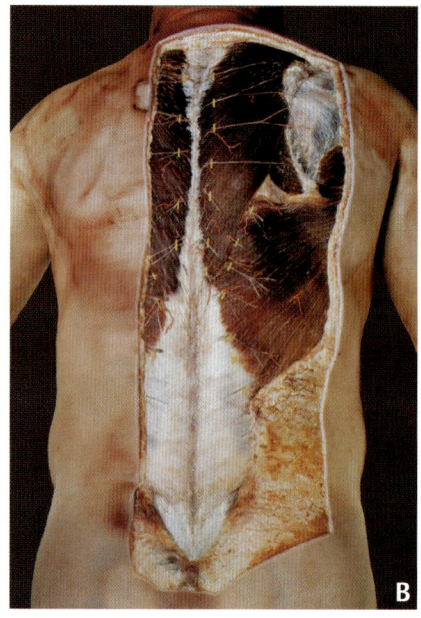

Fibras ascendentes

Palpação – O examinador posicionará uma de suas mãos no braço do paciente próximo à região axilar, e resistirá simultaneamente à extensão do braço e depressão da cintura escapular. Sua mão sensitiva estará posicionada um dedo medialmente ao ângulo inferior da escápula.

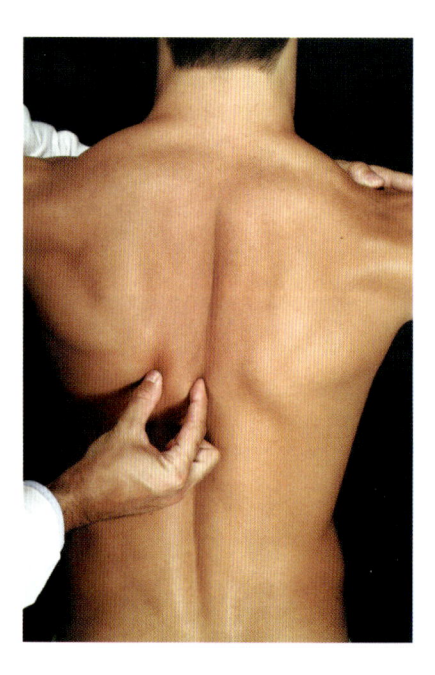

Romboide Maior (Rhomboides Major) (ver Vídeo 2-2)

Características – Localizado logo abaixo do músculo trapézio, possui um formato quadrilátero e plano, tendo suas fibras paralelas em direção lateral à borda vertebral das escápulas. Sua origem está entre a 2ª e a 5ª vértebra torácica, com inserção na borda medial da escápula entre a espinha e o ângulo inferior. Sua ação é aduzir as escápulas e rodar medialmente seu ângulo inferior. Sua inervação está assegurada pelo nervo dorsal da escápula, originado do 5º nervo cervical.

Palpação – O examinador adotará como referência o ângulo inferior da escápula e subirá 2/3 pela borda medial ou vertebral da escápula, encaixando seus dedos. Com a outra mão, resiste ao movimento de extensão horizontal do braço do paciente.

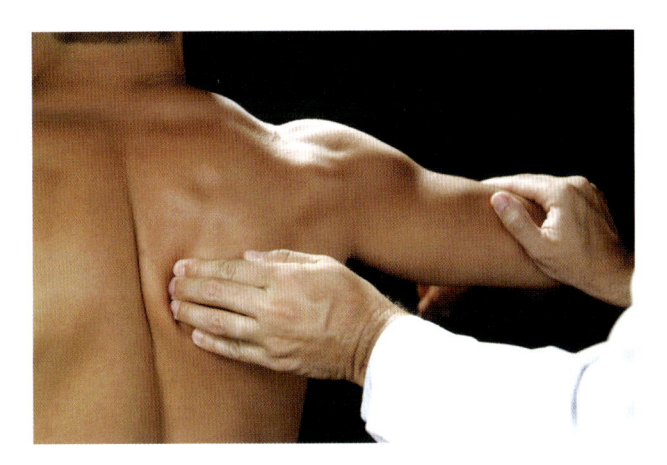

> **Atenção!** O movimento de extensão horizontal do braço serve para auxiliar na adução das escápulas. Alguns autores afirmam que o romboide menor não é palpável por causa do fato de ele ser recoberto pelas fibras médias do trapézio que é responsável pelo movimento de adução da escápula.

Levantador da Escápula (Levator Scapulae) (ver Vídeo 2-3)

Características – Tem formato plano, cilindroide e alargado. Localizado logo abaixo do músculo trapézio e posteriormente aos músculos escalenos. Sua origem se dá superiormente nas cinco primeiras vértebras cervicais por seus processos transversos, tendo direção oblíqua e lateralmente para se inserir no ângulo superomedial da escápula. Sua ação pode ocorrer de duas formas: quando o ponto fixo for a coluna, realiza elevação da cintura escapular, e quando o ponto fixo for a escápula, realiza inclinação lateral da coluna cervical. A inervação é proveniente do nervo dorsal da escápula, de origem do 5º nervo cervical.

Palpação – O examinador deverá palpar a borda medial ou vertebral da escápula até encontrar o ângulo superior. Em seguida, posiciona seu dedo sensitivo dois dedos acima do acidente e pressiona. Com a outra mão, resistirá na altura do ombro à elevação da cintura escapular ou elevação do ombro.

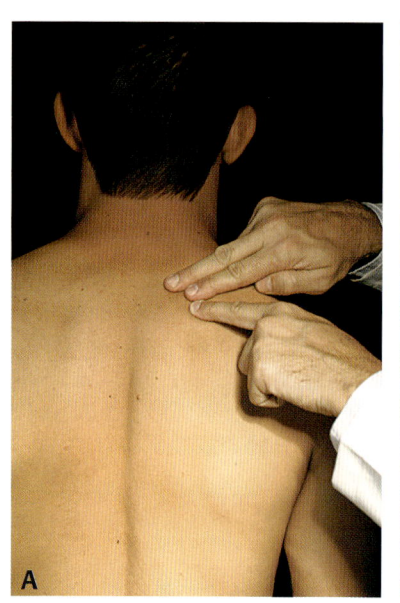

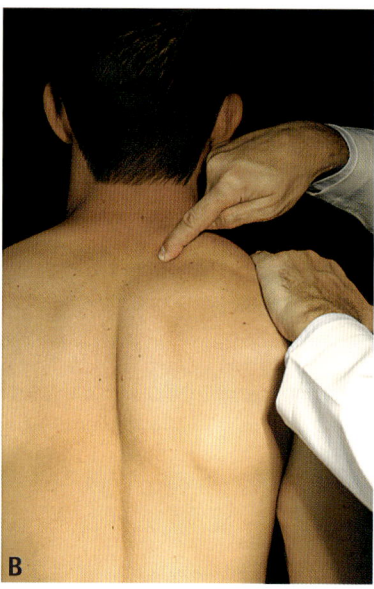

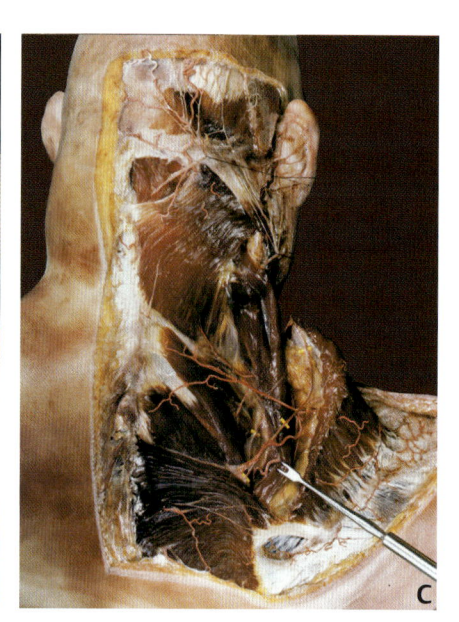

Atenção! *O dedo que fará a palpação deverá estar pressionando através do músculo trapézio, já que o mesmo realiza a mesma função.*

Peitoral Menor (Pectus Minor) (ver Vídeo 2-4)

Características – Localizado logo abaixo do músculo peitoral maior, é delgado e triangular com sua origem entre a 2ª, 3ª, 4ª e 5ª costelas, tem um trajeto oblíquo ascendente e lateralmente para se inserir na face anterior do processo coracoide. Sua ação, quando o ponto fixo está nas costelas, é a depressão da escápula, e, quando o ponto fixo está no processo coracoide, sua ação será de levantar as costelas na inspiração. A inervação se dá pelo nervo peitoral medial, oriundo das raízes de C8 e T1.

Palpação – O examinador primeiramente localiza o processo coracoide da escápula e posiciona seu dedo polegar um dedo abaixo. Em seguida, solicita ao paciente o movimento de depressão da cintura escapular, dando apoio à mão do membro examinado, ou simplesmente, coloca um apoio na altura de sua mão e solicita ao paciente que empurre.

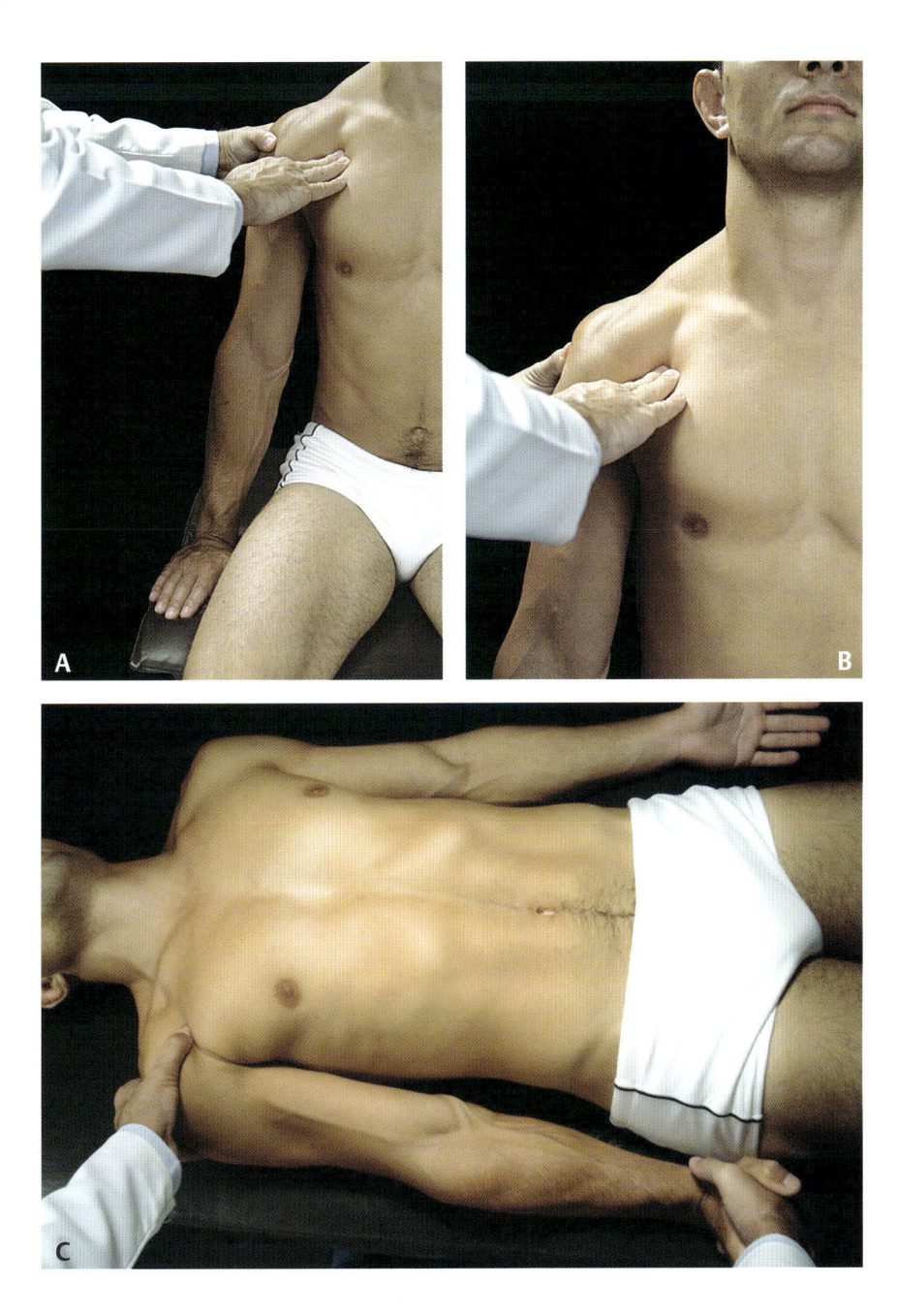

Músculos que Unem a Cintura Escapular ao Ombro
Deltoide (Delta)

Características – Distribuído em três partes, forma o arcabouço muscular do ombro, unindo a cintura escapular à diáfise do úmero. Possui uma origem anterior ou clavicular, no 1/3 lateral; uma posterior ou escapular; e outra porção média ou acromial. Essas três porções se unem por uma fáscia deltóidea que converge em um tendão comum para se inserirem na tuberosidade deltóidea. Sua principal ação é abdução do braço, mas se agir isoladamente com a porção anterior ou clavicular fará flexão anterior e rotação medial de braço; se a porção posterior ou espinal agir, fará extensão e rotação lateral do braço. É inervado pelo nervo axilar, raízes de C5 e C6.

Porção Anterior ou Clavicular

Palpação – O examinador solicita ao paciente o movimento de flexão anterior ou abdução do braço contra a resistência. Com os dedos polegar e indicador, examinará na extremidade lateral da clavícula e delimitando suas margens anterior e posterior.

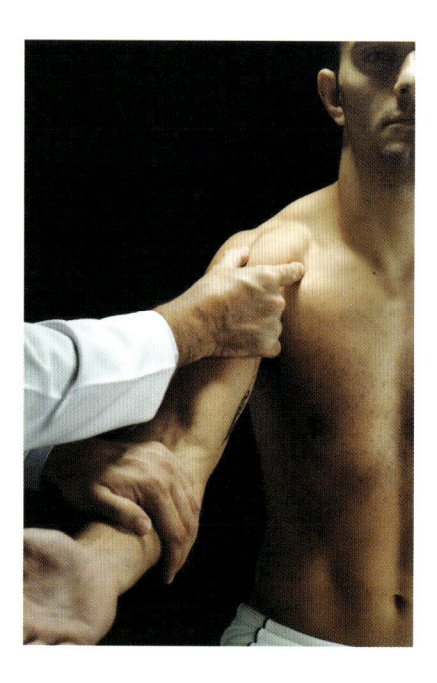

Atenção! *De frente para o paciente, localizar o sulco deltopeitoral.*

Porção Média ou Acromial

Palpação – O examinador com uma das mãos resiste na altura do cotovelo ao movimento de abdução do braço. Com os dedos polegar e indicador, examinará partindo do acrômio suas margens anterior e posterior.

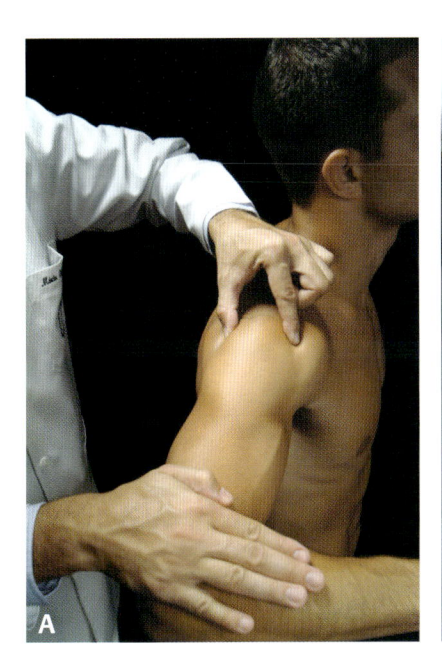

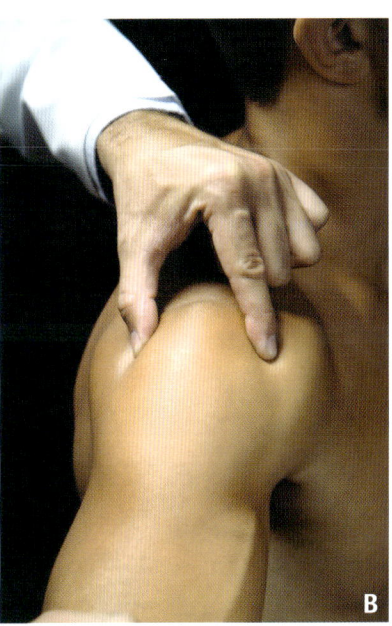

Porção Posterior ou Espinal (ver Vídeo 2-7)

Palpação – O paciente abduz o braço, e contra a resistência do examinador fará uma extensão do braço. Com os dedos polegar e indicador, examinará as margens anterior e posterior.

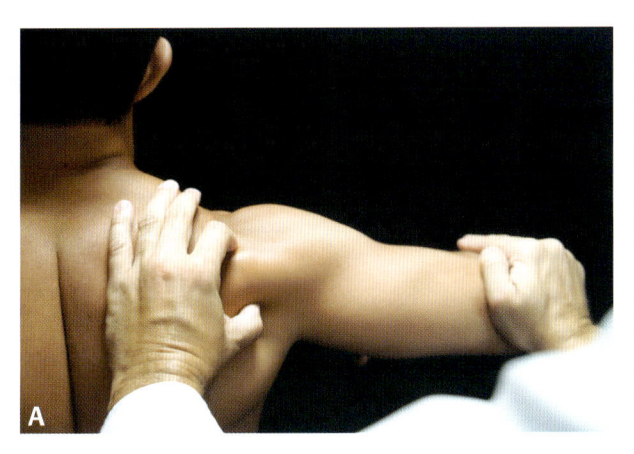

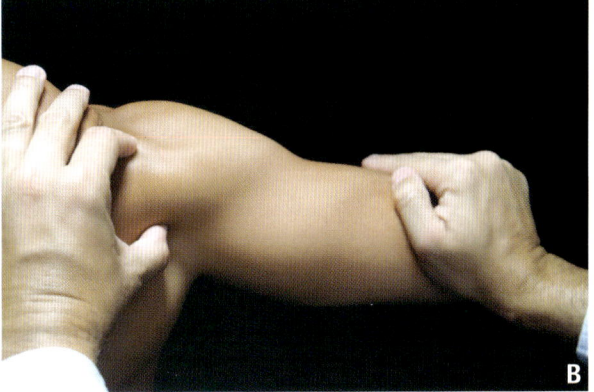

Subescapular (Subscapularis) (ver Vídeo 2-8)

Características – Localizado na face anterior da escápula de formas plana, triangular e pluripeniforme, tem uma importante função como um forte estabilizador do ombro. Tem sua origem na fossa subescapular passando à frente do músculo serrátil anterior para se inserir no tubérculo menor do úmero. É um importante estabilizador da articulação glenoumeral, mas também atua como adutor e rotador medial do braço. Sua inervação é proveniente das raízes de C5 e C6, que formam os nervos subescapulares superior e inferior.

1º Acesso

Palpação – O examinador colocará a polpa de seus dedos na região axilar até a fossa subescapular da escápula, à frente do músculo latíssimo do dorso. O examinador solicita um movimento de rotação medial do braço, o que evidenciará a tensão do subescapular em seus dedos.

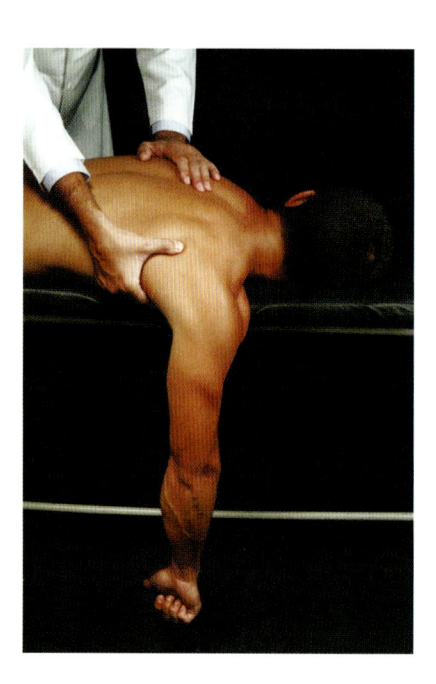

> **Atenção!** *Pacientes com problemas no quadril, coluna e encurtamento de isquiotibiais são contraindicados na flexão anterior.*
> *Pacientes com útero grávido ou com circunferência abdominal exacerbada devem preferencialmente estar em decúbito lateral.*
> *O examinador poderá se posicionar também do mesmo lado do paciente (homolateral).*

2º Acesso

Palpação – O examinador sustenta o braço flexionado e abduzido do paciente, e com os dedos da outra mão penetra anteriormente ao latíssimo do dorso na fossa subescapular. Solicita ao paciente uma rotação medial do braço contra a resistência.

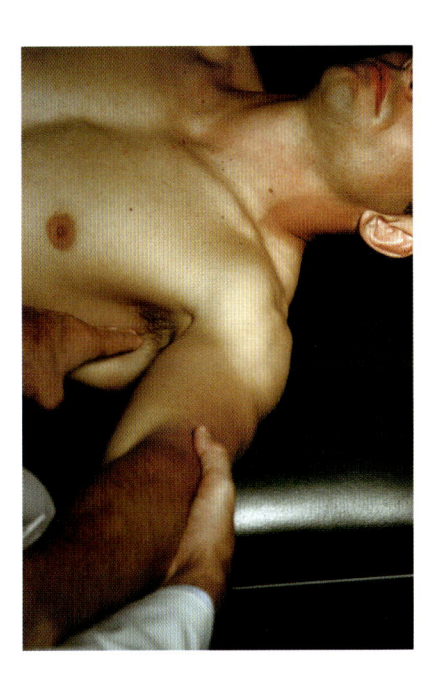

__Atenção!__ Para se diferenciar da palpação do latíssimo do dorso, pede-se inicialmente para aduzir o braço e resiste-se a esse movimento, que ficará evidenciado na região, e, após a identificação, os dedos deverão ser colocados em sentido ventral.

Supraespinal (Supra Spinam)

Características – É um músculo considerado bipenado, triangular e volumoso localizado na fossa supraespinal da escápula. Possui um tendão cilíndrico e forte que se adere à cápsula articular do ombro se inserindo na face superior do tubérculo maior do úmero. Hoje[*], é considerado o principal músculo no início da abdução do braço, pelo menos até os primeiros 20°.

Palpação – Com uma das mãos na altura do cotovelo do paciente, resiste ao movimento de abdução do braço até 20°. A mão sensitiva estará sobre o músculo na fossa supraespinal, com seus dedos voltados para o acrômio. A cabeça do paciente deverá ser inclinada para o mesmo lado do exame, a fim de anular a ação muscular do músculo trapézio.

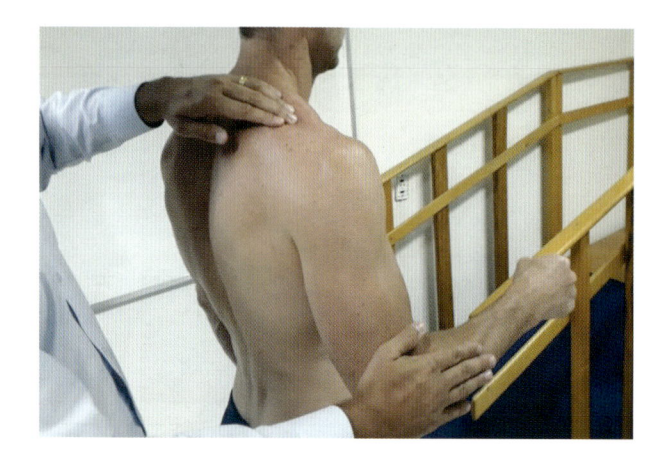

Tendão do Supraespinal

Palpação – O examinador pressionará seu dedo sensitivo no espaço encontrado antes de chegar ao acrômio, dentro da fossa supraespinal. Solicita ao paciente uma abdução do braço com uma leve resistência.

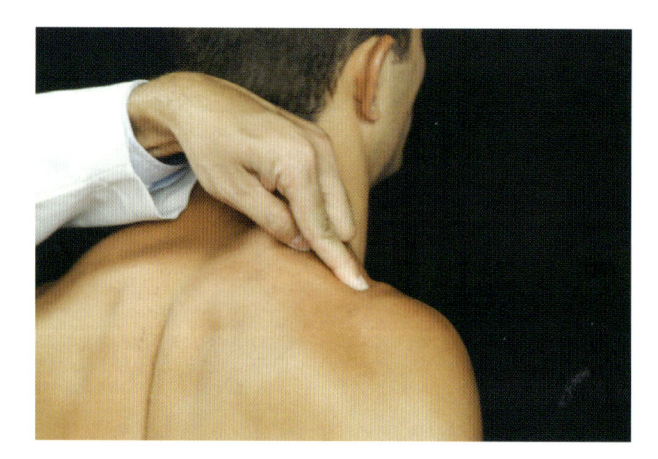

Atenção! Quando o braço do paciente se encontra pendente, o tendão no seu ponto de inserção fica encoberto pelo acrômio.

---

[*] Por muito tempo esse músculo foi considerado sem importância no movimento de abdução do braço. Com base nas teorias de Codman, foi possível identificar a importância do músculo supraespinal para abdução do braço (latarjet).

Infraespinal (Infra Spinam)

Características – Músculo bipeniforme, triangular e volumoso. Ocupa a fossa infraespinal como origem, sendo encoberto parcialmente pelas fibras inferiores do músculo trapézio e pela porção espinal do músculo deltoide próximo à sua inserção no tubérculo maior do úmero. É um importante estabilizador da articulação glenoumeral, mas também atua como adutor e rotador lateral do braço. Inervado pelos nervos subescapulares superior e inferior oriundos das raízes de C5 e C6.

Palpação – O examinador colocará sua mão sensitiva na fossa infraespinal de medial para lateral, logo abaixo da porção posterior do deltoide. Com a outra mão posicionada no 1/3 proximal do antebraço do paciente, resistirá à rotação lateral do braço.

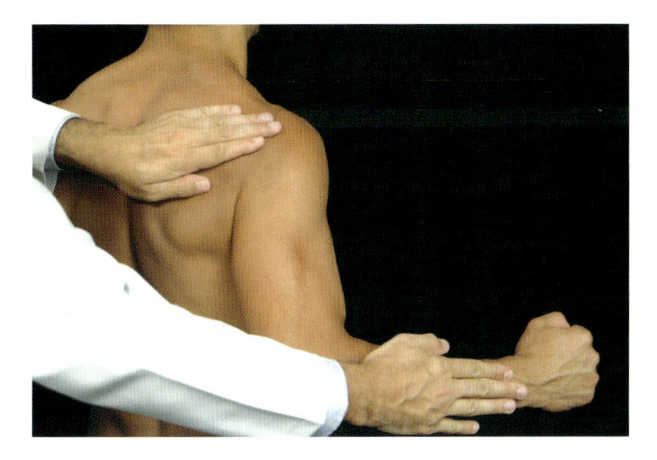

Redondo Maior (Teres Major)

Características – Volumoso e robusto com um tendão tão largo quanto o ventre muscular. Localizado inferolateralmente na borda lateral da escápula indo em direção superolateral à epífise proximal do úmero, onde se insere na crista do tubérculo menor do úmero. Realiza adução e rotação medial do braço. Recebe o nervo subescapular inferior, originado das raízes de C6 e C7.

Palpação – Com a mão sensitiva, o examinador deverá localizar o ângulo inferior da escápula e posicionar três dedos inferiores na borda lateral ou axilar da escápula. Com a outra mão pela frente do paciente e na altura do punho medialmente, resistirá ao movimento de rotação medial do braço.

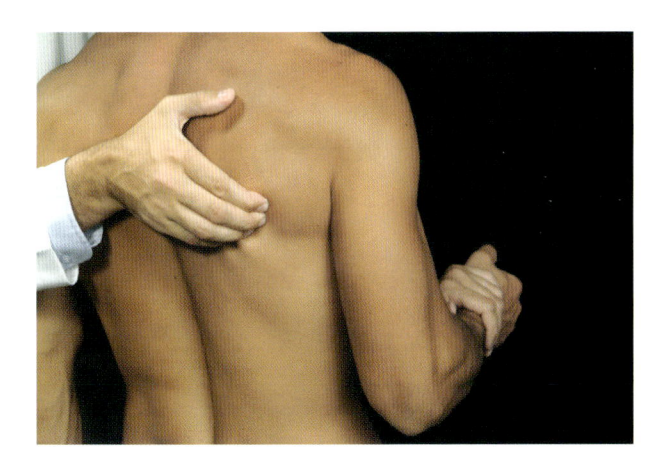

Redondo Menor (Teres Minor)

Características – Pequeno músculo inferiormente localizado abaixo do músculo infraespinal de fibras musculares oblíquas superolaterais originando-se da parte superior da borda lateral da escápula, que se inserem por um forte tendão no tubérculo maior do úmero. É um importante estabilizador da articulação glenoumeral, mas também atua como adutor e rotador lateral do braço. As raízes de C5 e C6 formam o nervo axilar que supre este músculo.

Palpação – O examinador traçará uma linha imaginária do ângulo da espinha da escápula em direção à axila e posicionará dois dedos na borda lateral ou axilar. Com a outra mão, pela frente do paciente e na altura do punho lateralmente, resistirá ao movimento de rotação lateral do braço.

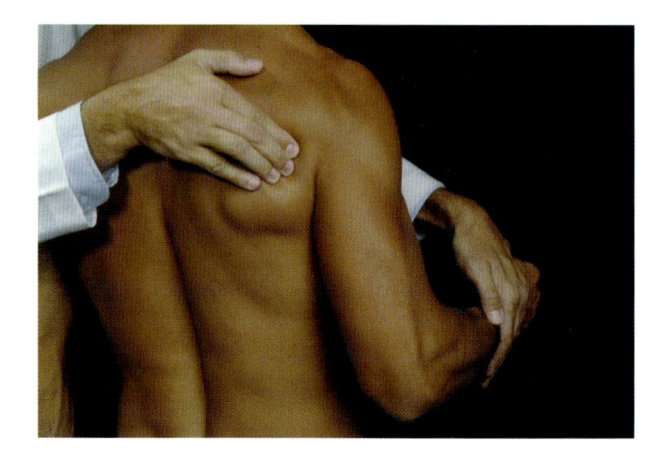

Atenção! Poderá o examinador se posicionar também do mesmo lado do paciente (homolateral).

Peitoral Maior (Pectus Major)

Características – Este músculo está localizado anteriormente no tórax, tem um formato plano e volumoso, quando o braço está verticalmente (PA) apresenta-se num formato triangular. Sua origem se dá em três pontos distintos: *porção clavicular* – 2/3 medial da clavícula; *porção esternocostal* – face anterior do esterno e as sete primeiras cartilagens costais; e *porção abdominal* – aponeurose do músculo oblíquo externo do abdome. A sua inserção se dá no tubérculo maior do úmero. Sua ação é flexão anterior e rotação medial do braço, e adução. A inervação acontece pelo nervo peitoral lateral, provenientes das raízes de C5, C6 e C7.

Palpação global – Com uma das mãos o examinador sustenta o braço do paciente na altura do cotovelo em abdução. Com a outra mão imposta sobre o músculo, resiste ao movimento de adução do braço.

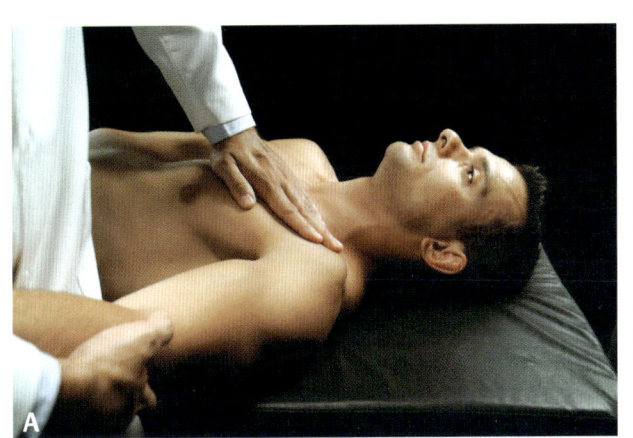

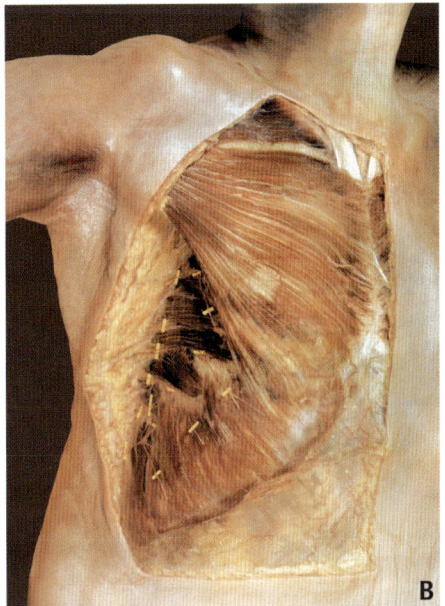

Atenção! *O terapeuta poderá utilizar a lateral de seu corpo para resistir ao movimento, isso trará mais estabilidade à palpação.*

Porção Clavicular

Palpação – Com os dedos sensitivos na metade medial da clavícula, o examinador impõe uma resistência ao movimento de adução.

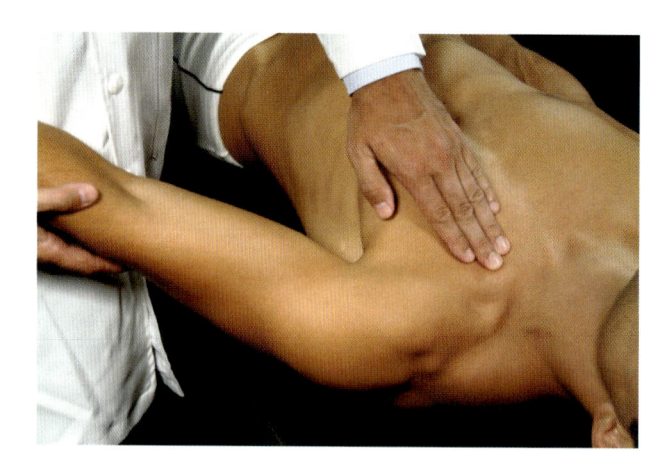

Mobilização

Palpação – O examinador posiciona seus dedos polegar, indicador e médio próximo à inserção e realiza movimentos no sentido anteroposterior em todo músculo.

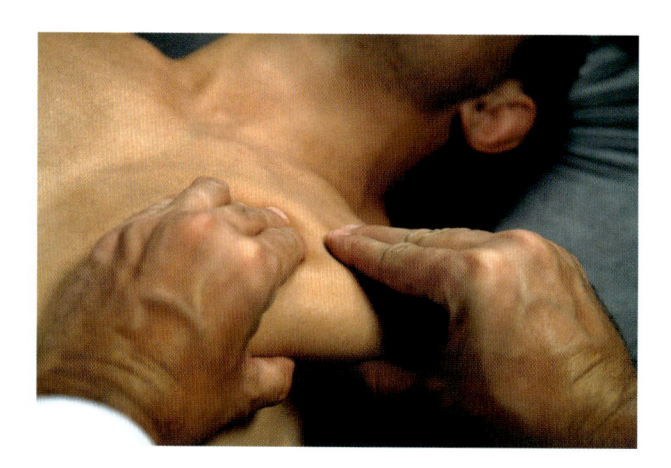

Coracobraquial (Coracobrachialis)

Características – Localizado em parte na região axilar, é coberto em sua maior parte pelo músculo peitoral maior. Encontra-se medialmente a porção curta do músculo bíceps braquial, e medialmente a porção longa do músculo tríceps braquial. Tem sua origem na face anterior do processo coracoide, e com um trajeto descendente se insere na face medial do 1/3 médio do úmero. Age na adução do braço e auxilia na flexão. Sua inervação se dá pelo nervo musculocutâneo, raízes de C5, C6 e C7.

Palpação – O examinador primeiramente deverá localizar um espaço entre os músculos tríceps e bíceps braquial e colocar seus dedos sensitivos próximos à região axilar. Em seguida, solicitará ao paciente uma adução do braço contra a resistência do examinador, logo sentirá sob seus dedos uma pequena contração muscular.

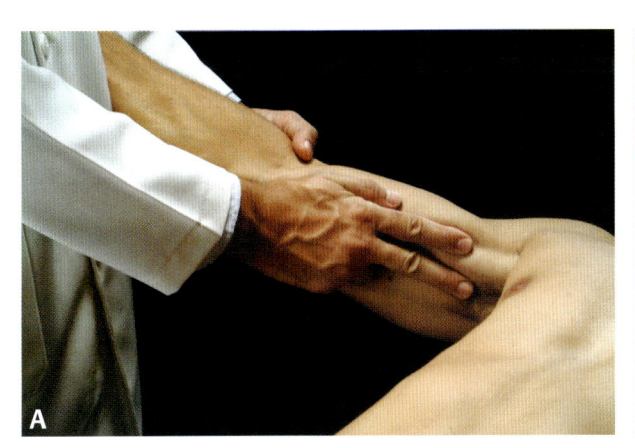

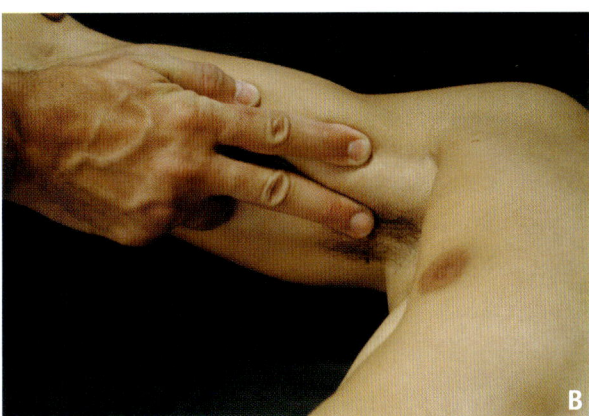

BRAÇO (BRACHII)

Miologia

São músculos funcionais, ou seja, são músculos que atuam nas atividades diárias das mais simples às mais complexas. Alguns desses músculos podem atuar tanto na articulação do ombro como também na articulação do cotovelo, sendo assim conhecidos como músculos biaxiais.

Músculos Anteriores

Bíceps Braquial (Bíceps Brachii)

Características – Localizado anteriormente no braço é um músculo cilindroide, volumoso e fusiforme, possui dois ventres musculares com origens distintas: a porção longa (lateral) com origem no tubérculo supraglenoidal da escápula e a porção curta (medial) com origem no processo coracoide da escápula, e sua inserção principal está na tuberosidade do rádio. Têm como ação principal a flexão do cotovelo, mas também realiza a flexão anterior do braço e a supinação do antebraço. É suprido pelo nervo musculocutâneo, proveniente das raízes de C5 e C6.

Palpação – Com uma de suas mãos na altura do punho do paciente resistirá ao movimento de flexão do cotovelo. Com a outra mão na região anterior do braço perceberá os ventres musculares.

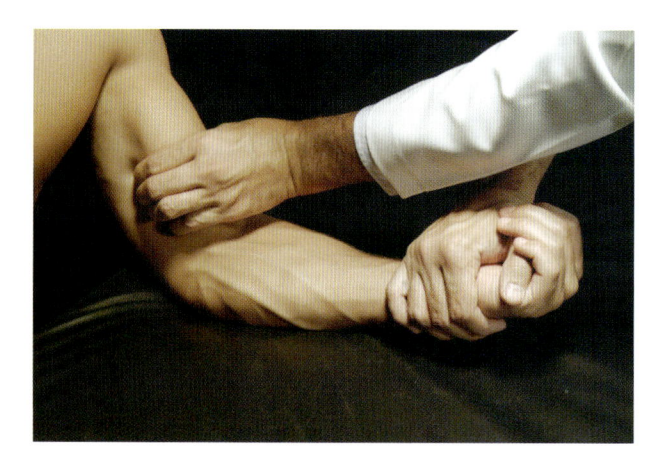

Divisão da Porção Longa e Curta

Palpação – Com uma de suas mãos na altura do punho do paciente resistirá ao movimento de flexão do cotovelo. Com seu dedo indicador próximo à região axilar e abaixo da porção anterior do músculo deltoide, pressionará entre os dois tendões e perceberá um sulco entre eles. O tendão da porção curta é mais palpável.

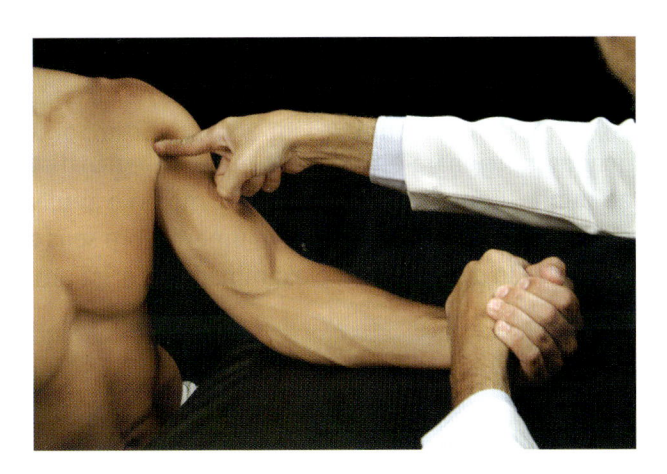

Tendão de Inserção

Palpação – Com uma de suas mãos na altura do punho do paciente em pronação, resistirá ao movimento de flexão do cotovelo com supinação do antebraço. Com o 2º e 3º dedos da outra mão na região anterior da articulação do cotovelo, perceberá o aparecimento do tendão.

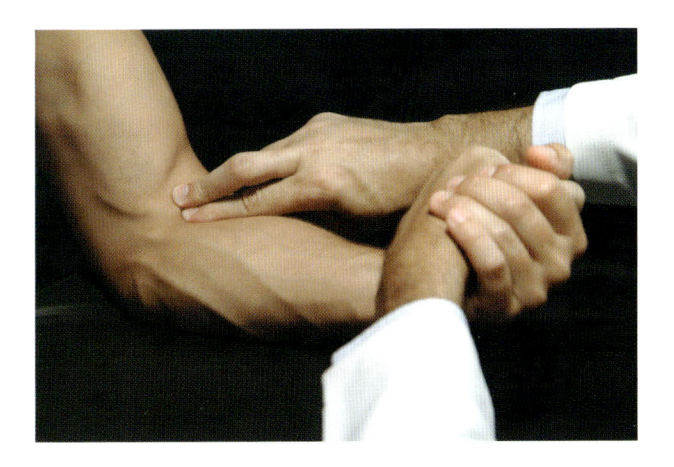

Porção Lateral

Palpação – A porção lateral do tríceps torna-se bem saliente na região posterolateral do braço, acima do sulco do nervo radial e abaixo do músculo deltoide. O examinador solicita ao paciente uma extensão de cotovelo com rotação medial de braço sem resistência. Com seus dedos sensitivos lateralmente no braço, poderá examinar a porção lateral do tríceps.

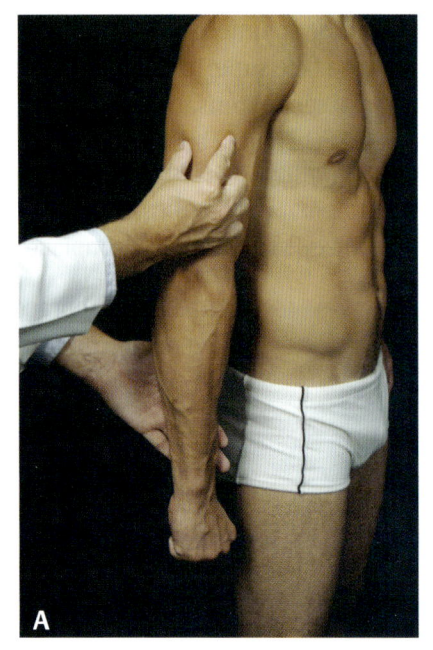

Atenção! Apesar de não ser uma ação do músculo (rotação medial), será mais bem visualizado.

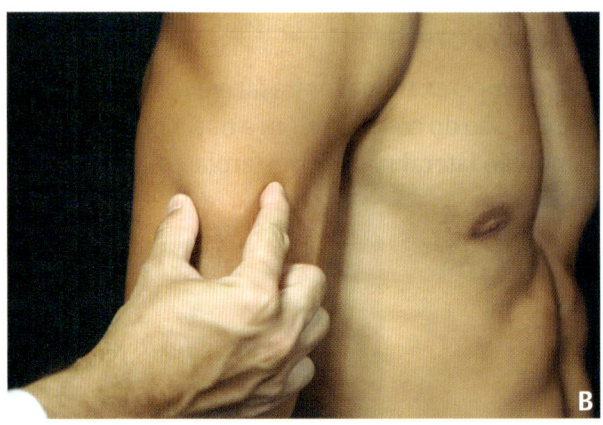

Porção Intermédia ou Média (ver Vídeo 2-10)

Palpação – Ao solicitar ao paciente uma extensão de cotovelo resistida, o examinador deverá localizar primeiramente a borda medial da porção longa e encaixar seus dedos nesse sulco. Em seguida, rebaterá lateralmente essa porção e pressionará com seus dedos. Mais uma vez solicitará uma extensão de cotovelo resistida para poder perceber o ventre do músculo.

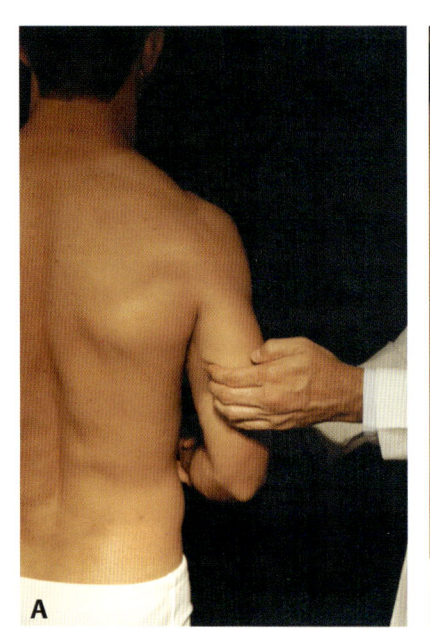

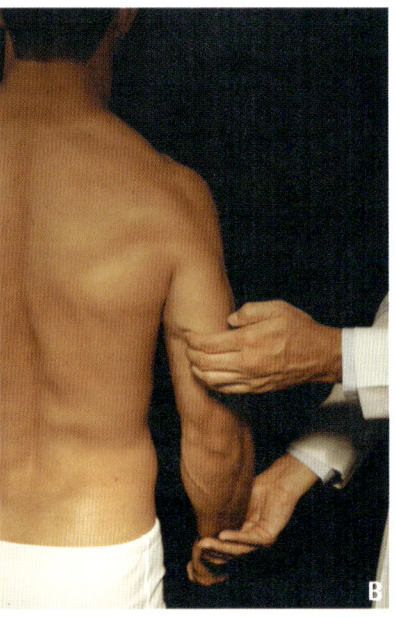

Atenção! O examinador terá uma sensação de que seus dedos estão sendo empurrados.

Tendão de Inserção Distal

Palpação – Com uma das mãos no 1/3 distal do antebraço do paciente. O examinador posicionará a polpa de seu indicador no ápice do olécrano e irá deslizá-lo imediatamente para cima e pedirá ao paciente uma extensão do cotovelo que será resistido. Sob seu dedo perceberá facilmente o tendão do tríceps braquial ficar bem proeminente.

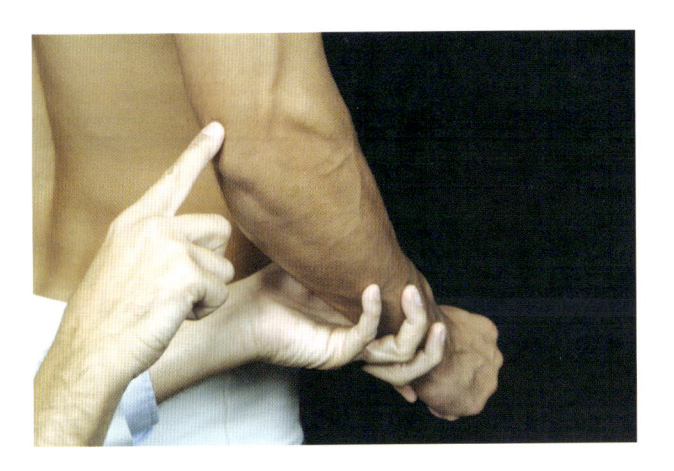

NERVOS E VASOS (VER VÍDEO 2-11)

Artéria Braquial *(A. Brachialis)*

Palpação – O examinador deverá primeiramente localizar na face medial do braço um sulco que delimita os músculos bíceps e tríceps braquiais. Em seguida, colocará seus dedos sensitivos nesse sulco e verificará o pulso da artéria braquial.

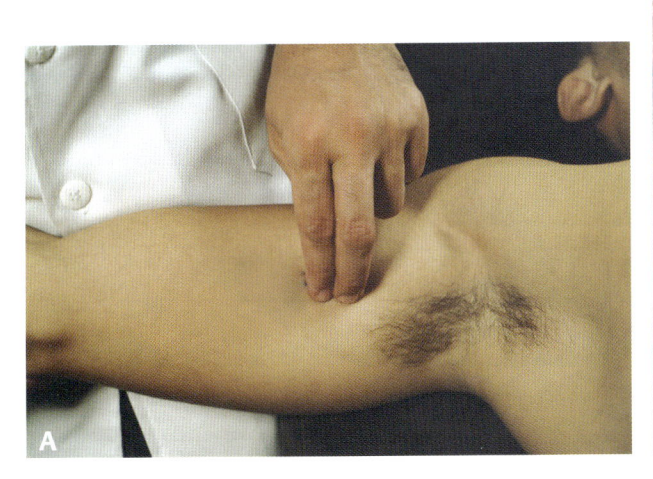

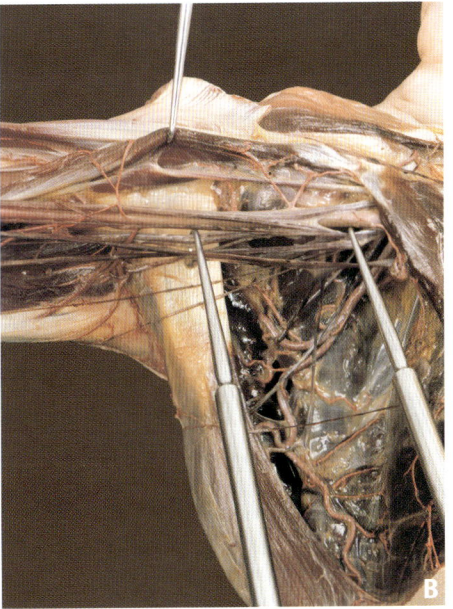

Epicôndilo Lateral (Epicondylus Radialis)
1º Acesso

Palpação – Com o dedo sensitivo na região de cotovelo lateralmente, irá localizar uma proeminência óssea.

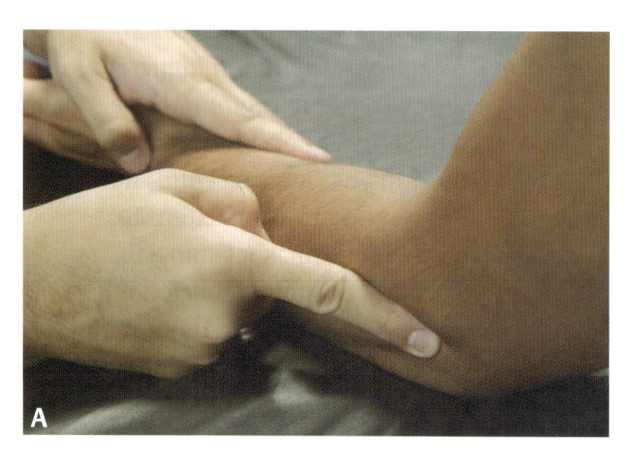

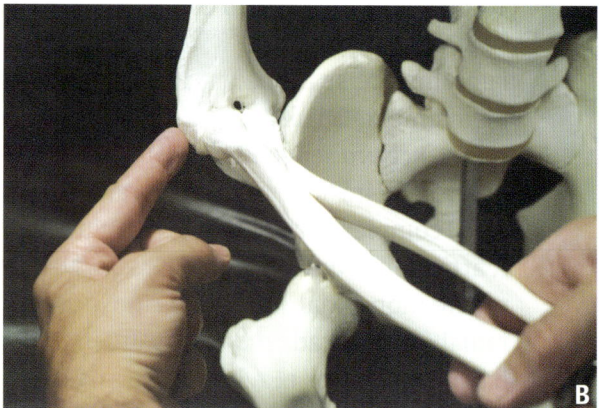

Epicôndilos e Olécrano (Epicondylus et Olecranon)
2º Acesso

Palpação global – Com uma de suas mãos o examinador apoia o antebraço do paciente em flexão. Com sua mão sensitiva, apoiará o 4º dedo sobre o epicôndilo lateral, o 2º dedo sobre o epicôndilo medial, e quando o cotovelo for estendido passivamente o 3º dedo cairá sobre o olécrano.

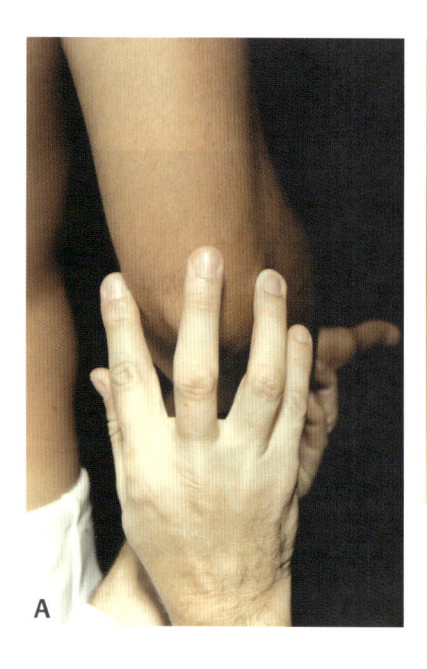

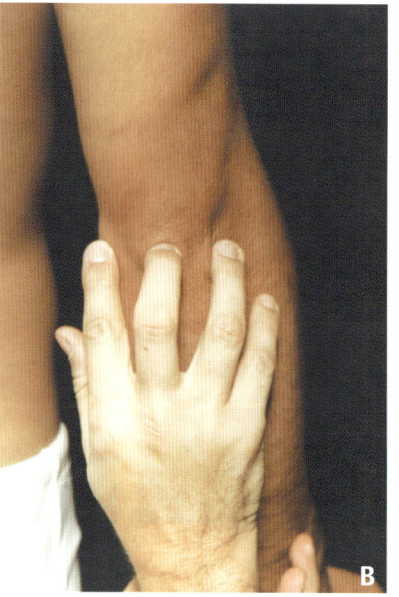

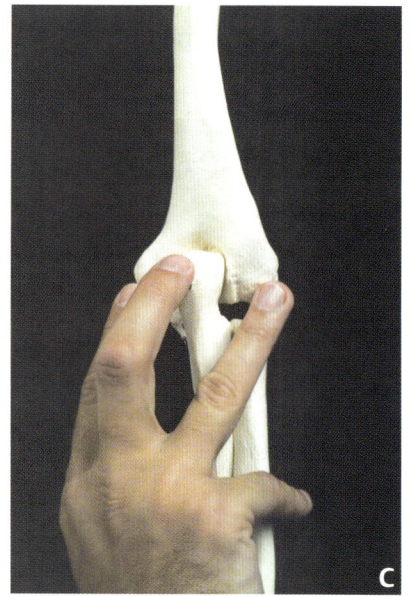

Atenção! *Estes três pontos, quando alinhados, demonstram a linha articular do cotovelo.*

Cabeça do Rádio (Capitulum Radii)

1º Acesso

Palpação – Com uma das mãos segurando o antebraço pronado do paciente na altura do punho, inicia-se a palpação colocando a polpa do 2° dedo no epicôndilo lateral do paciente e o 3° e 4° dedos posicionados imediatamente ao lado do 2° dedo no sentido distal. Fazer uma prono-supinação, logo a cabeça do rádio ficará proeminente no 3° ou 4° dedos do examinador.

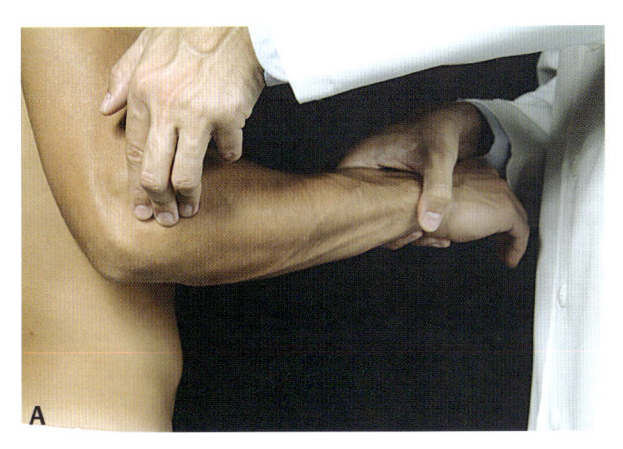

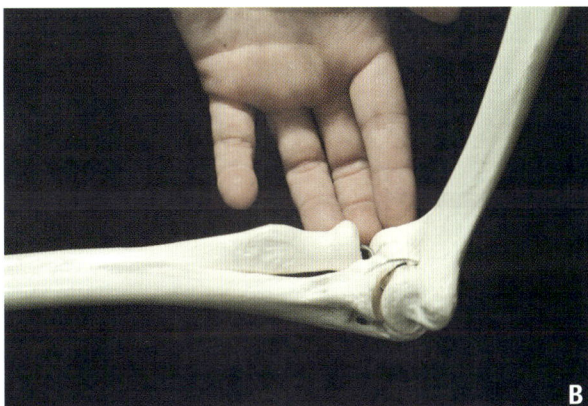

2º Acesso

Palpação – Com sua mão sensitiva encaixada na região do cotovelo posteriormente, deixará a polpa do polegar localizar o epicôndilo lateral e a sua digital cairá logo abaixo. Com a outra mão, o examinador apoia o antebraço pronado do paciente na altura do punho e realiza movimentos de prono-supinação para poder sentir sob seu dedo polegar o acidente.

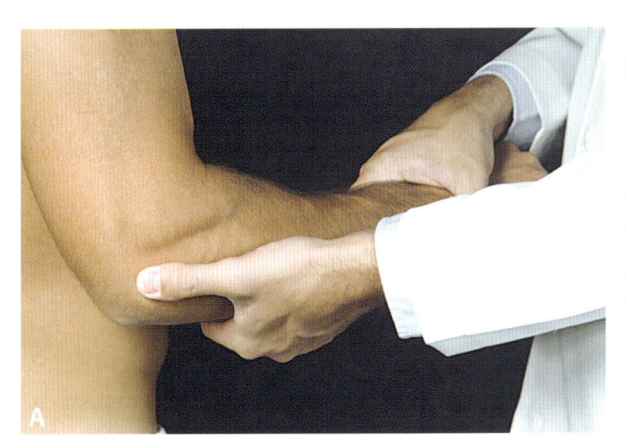

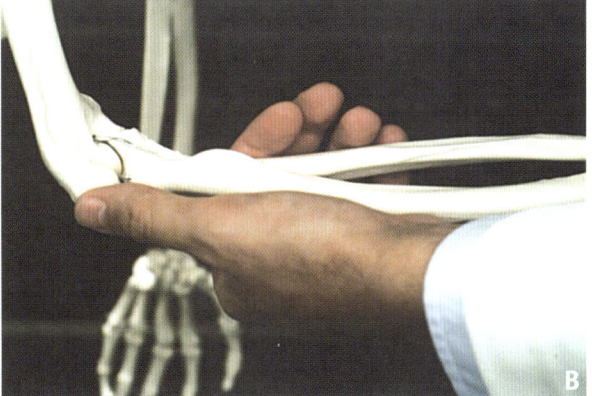

Nervo

Nervo Ulnar *(N. Ulnaris)*

Palpação – Segurando o antebraço do paciente com uma das mãos, o examinador irá proceder da seguinte forma: primeiramente deverá localizar o epicôndilo medial; em seguida, deslizará seu dedo sensitivo desse ponto medialmente em direção ao olécrano, onde cairá dentro de um sulco e perceberá o nervo.

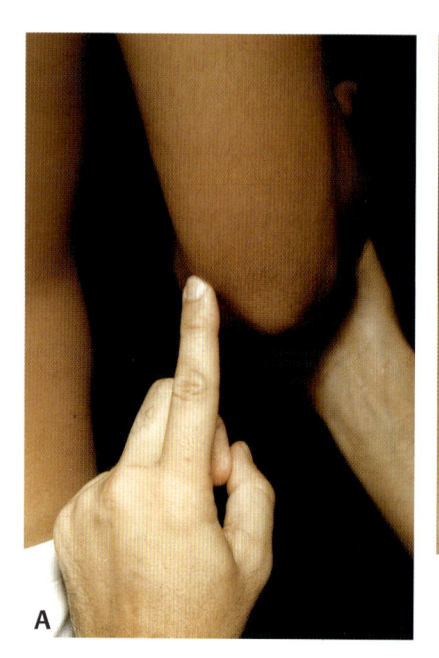

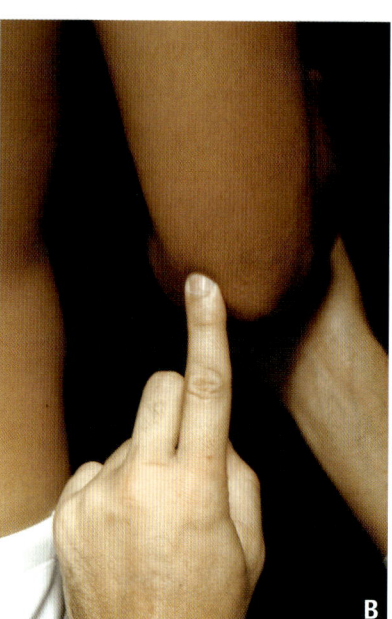

ANTEBRAÇO *(ANTEBRACHIUM)*

OSTEOLOGIA

Constituído por dois ossos, o rádio *(radius)* situado lateralmente e a ulna *(ulna)* situada medialmente. Esses dois ossos se mantêm unidos superiormente pela cabeça do rádio na incisura radial da ulna, inferiormente pela cabeça da ulna na incisura ulnar do rádio e pela membrana interóssea entre os dois ossos. Na posição anatômica o rádio e a ulna estão paralelos, mas quando flexionado o cotovelo e colocando a palma da mão voltada para baixo (pronação), o rádio sobrepõe à ulna.

Ulna *(Ulna)*
- *Posição anatômica:* olécrano posterossuperior e cabeça da ulna inferolateral.
- *Acidentes:* olécrano, incisura troclear, processo coronoide, incisura radial, tuberosidade da ulna, crista do supinador, margem interóssea, margem posterior, cabeça da ulna, processo estiloide.

Corpo da Ulna (Corpus Ulnae)

Palpação – O examinador poderá palpar com o cotovelo em flexão a partir do olécrano com os dedos sensitivos. Para poder a palpação ser mais eficiente, solicitará ao paciente uma supinação associada a uma flexão de punho, com isso um sulco ficará proeminente na região dorsal do antebraço e no movimento de flexão do punho.

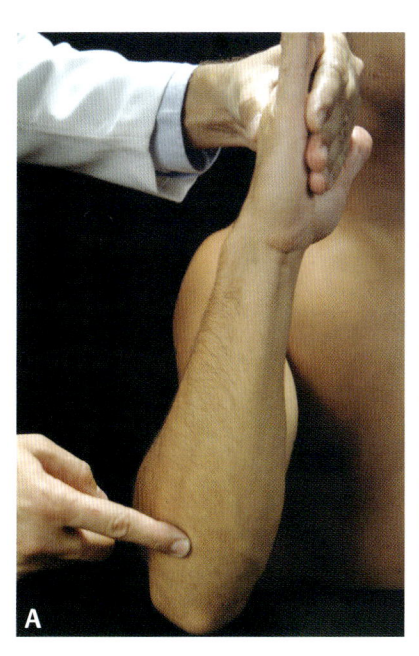

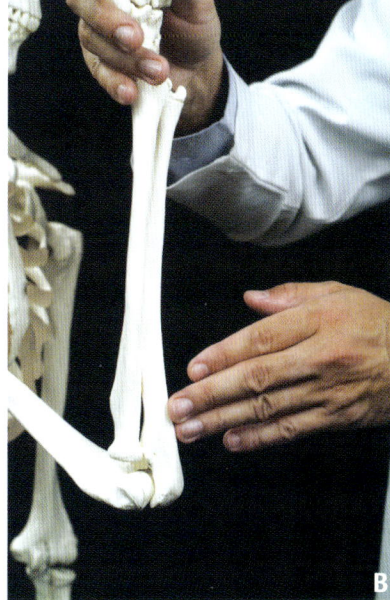

Cabeça da Ulna e Processo Estiloide (Capitulum Radii et Processus Styloides)

Palpação – Com a mão homolateral, o examinador deverá envolver a mão do paciente com sua mão, como se fosse cumprimentá-lo, mas, só que pelo dorso de sua mão. Seu dedo indicador cairá logo em cima de uma eminência arredondada na borda medial da ulna, que é a cabeça da ulna. Para a palpação do processo estiloide, o examinador fará passivamente uma supinação, onde perceberá uma estrutura menor que a cabeça da ulna deslizando sobre seu dedo.

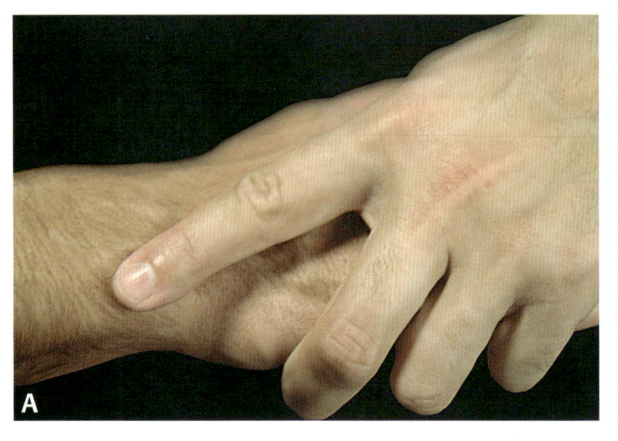

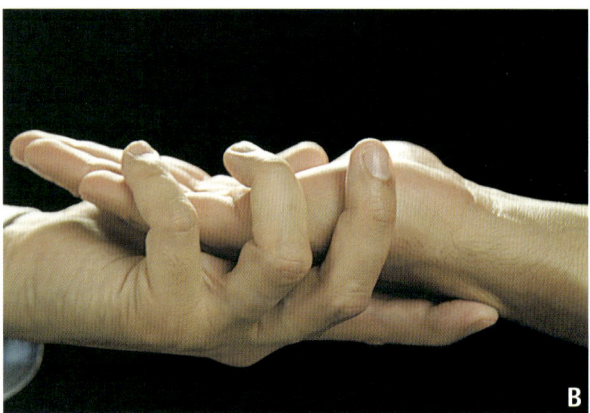

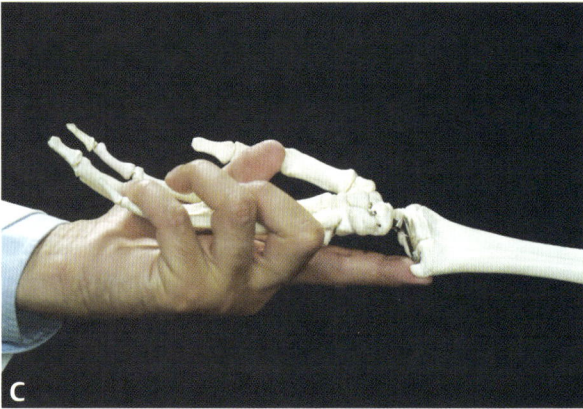

Atenção! *Na posição neutra, podem-se perceber as duas estruturas em seu dedo.*

Rádio *(Radius)*

- *Posição anatômica:* tuberosidade do rádio superomedial e processo estiloide inferolateral.
- *Acidentes:* cabeça do rádio, circunferência da cabeça do rádio, tuberosidade do rádio, margem interóssea, processo estiloide, tubérculos dorsais, incisura ulnar, face articular do carpo, sulco para os mm extensores.

Corpo do Rádio e Processo Estiloide (Corpus Radii et Processus Styloides)

Palpação – O examinador com seus dedos sensitivos na diáfise do rádio irá deslizá-los inferiormente até sua porção mais distal, onde encontrará uma eminência óssea mais elevada.

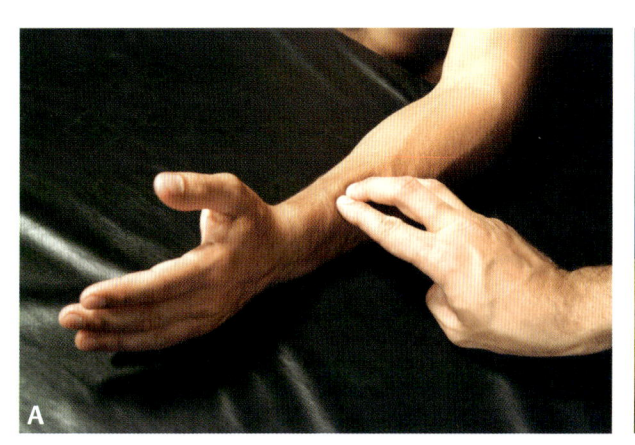

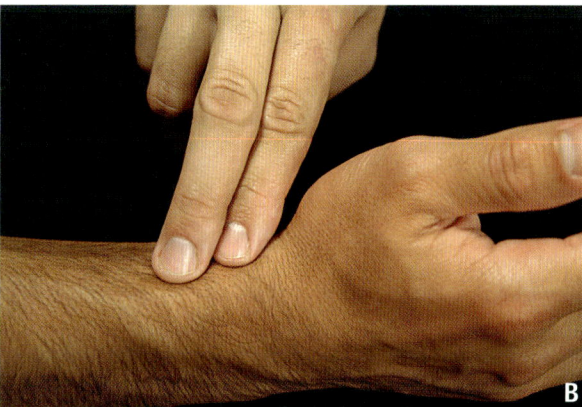

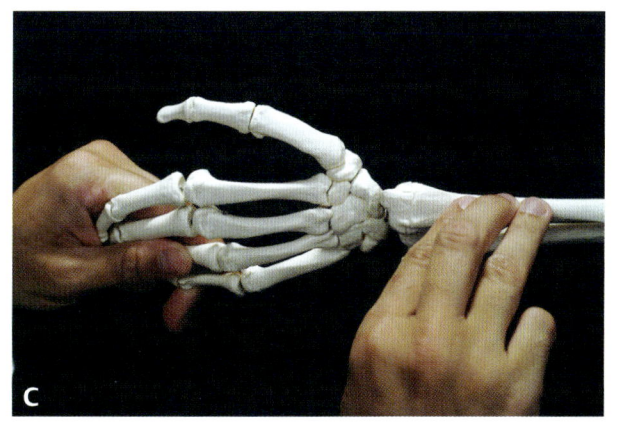

MIOLOGIA

Músculos Antebraquiais

A região do antebraço é composta por 20 músculos, sendo 12 anteriores e, em sua maioria, todos com origem no epicôndilo medial, com exceção do músculo pronador quadrado e o músculo flexor profundo dos dedos, e 8 posteriores com suas origens basicamente na ulna e epicôndilo lateral. Didaticamente e no intuito de facilitarmos o aprendizado dos músculos anteriores, podemos apoiar a mão sobre o antebraço oposto da seguinte forma: com as regiões tênar e hipotênar próximas ao epicôndilo medial e dedos apontados em direção ao punho, teremos de lateral para medial, correspondendo ao polegar, o pronador redondo; ao indicador, flexor radial do carpo; ao terceiro dedo, o palmar longo; ao quarto dedo, o flexor superficial dos dedos, e o quinto dedo, o flexor ulnar do carpo.

Músculos Antebraquiais Anteriores
Pronador Redondo (Pronator Teres ou Pron)

Características – Alongado e quadrangular, cruza superoanterior e superficialmente em parte a articulação do cotovelo, sendo o músculo mais lateral entre os que se originam no epicôndilo medial. Tem sua origem no epicôndilo medial do úmero e profundamente no processo coronoide da ulna. Sua inserção se encontra por um tendão resistente na face lateral da diáfise do rádio. Sua ação é principalmente pronação do antebraço, mas pode também realizar flexão do cotovelo. Este músculo recebe inervação do nervo mediano, raízes de C6 e C7.

Palpação – Com uma das mãos segurando a mão do paciente. O examinador apoia seus dedos sensitivos na região anteromedial do cotovelo e solicita ao paciente que realize um movimento de pronação levemente resistido, onde perceberá sob seus dedos um aumento de tensão.

Atenção! O ventre muscular é mais facilmente palpado, entre o epicôndilo medial e a metade anterior do antebraço.

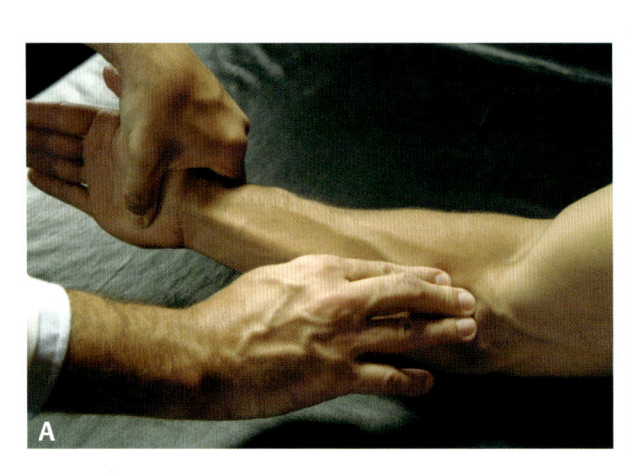

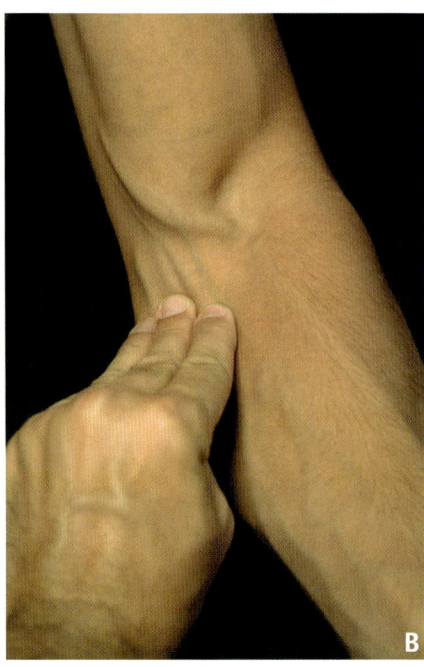

Palmar Longo (Palmaris Longus ou Palma)

Características – Tem origem no epicôndilo medial do úmero e na fáscia do antebraço; sua inserção à frente do retináculo dos flexores, terminando na aponeurose palmar. Sua ação principal é a tração da aponeurose palmar, mas também atua como flexor da mão. É inervado pelo nervo mediano, raízes de C6 e C7.

Palpação – O examinador colocará sua mão sobre a mão do paciente em supinação. Ao solicitar ao paciente uma flexão de punho resistida, perceberá o surgimento de um tendão proeminente no 1/3 distal do antebraço medialmente no punho.

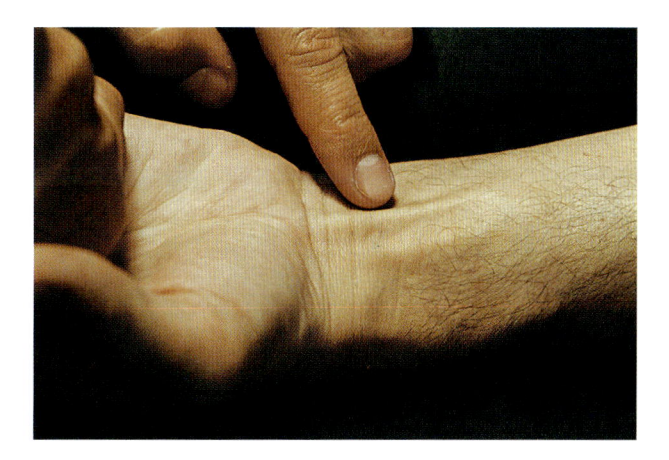

Curiosidade! Tem um formato fusiforme e curto de tendão alongado e se encontra superficialmente e anterior no antebraço. É o músculo mais variável do corpo, está totalmente ausente em aproximadamente 8% das pessoas, e em 4% está ausente em um dos antebraços. Além disso, está ausente com maior frequência nas mulheres do que nos homens, e no lado esquerdo de ambos os sexos. (Van de Graaff)

Músculos Antebraquiais Posteriores
Extensor dos Dedos (Extensor Digitorum Communis)

Características – Cruza superficialmente a face dorsal do antebraço e está entre os músculos extensor radial curto do carpo e extensor ulnar do carpo. Sua origem se dá no epicôndilo lateral do úmero e divide-se em três partes que originarão posteriormente quatro tendões, para se inserirem na face dorsal das falanges do 2º ao 5º dedos. Realiza a extensão dos dedos, e tem como inervação o nervo interósseo posterior do ramo profundo do nervo radial, proveniente das raízes de C7 e C8.

Palpação – Com uma das mãos no dorso das falanges proximais do paciente, o examinador resistirá à extensão destas falanges do segundo ao quinto dedo. O examinador deverá colocar dois dedos acima da articulação do punho, e com os dedos sensitivos palpará o tendão do músculo extensor dos dedos.

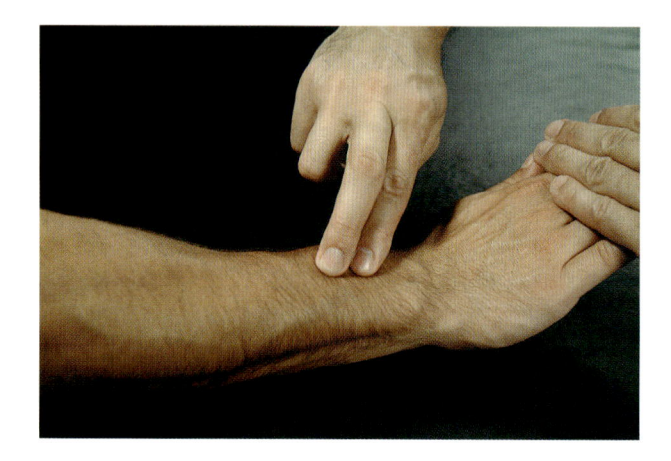

Extensor Ulnar do Carpo (Extensor Carpi Ulnares)

Características – Tem seu trajeto superficialmente pela face dorsal do antebraço entre o músculo extensor do dedo mínimo e o músculo extensor comum dos dedos. Sua origem está no epicôndilo lateral do úmero, tendo um trajeto posterior a cabeça da ulna, irá se inserir na base do 5º metacarpo. A inervação se dá pelo nervo interósseo posterior do ramo profundo do nervo radial, proveniente das raízes C7 e C8.

1º Acesso

Palpação – O examinador resistirá simultaneamente aos movimentos de extensão do punho e desvio ulnar. Em seguida, o examinador poderá palpar o tendão do extensor ulnar do carpo entre a cabeça da ulna e a base do 5° metacarpo e também mais proximalmente junto à diáfise da ulna.

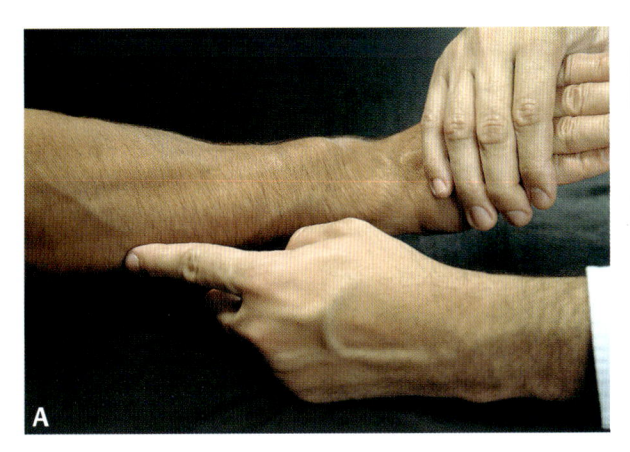

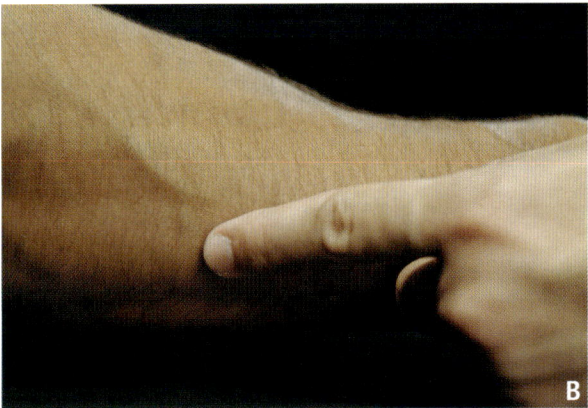

2º Acesso (ver Vídeo 2-13)

Palpação – Partindo do olécrano com os dedos paralelos, o examinador irá margeando o osso até chegar à diáfise. Em seguida, deslizará seus dedos lateralmente e pronará o antebraço do paciente. Com a outra mão no dorso da mão do paciente, solicitará uma extensão do punho.

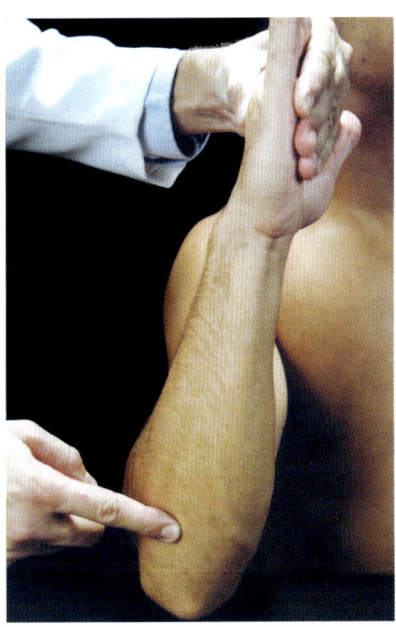

Abdutor Longo do Polegar (Abductor Pollicis Longus)

Características – Localizado por detrás da membrana interóssea e do osso rádio, é coberto pelo músculo extensor ulnar do carpo e músculo extensor dos dedos, sendo palpável seu tendão de inserção ao lado do tendão do músculo extensor curto do polegar, onde ajuda a formar a borda lateral da tabaqueira anatômica. Sua origem está na face posterior da ulna, membrana interóssea e face posterior do rádio. Tem seu trajeto lateralmente ao processo estiloide do rádio para se inserir na base do 1º metacarpo. A sua inervação se dá pelo nervo radial, raízes C6, C7 e C8.

Palpação – O paciente fará ativamente o movimento de abdução do polegar com resistência do examinador. O tendão do músculo abdutor longo do polegar não é tão visível quanto os dois anteriores, mas pode ser palpado logo ao lado medial ao tendão do músculo extensor curto do polegar.

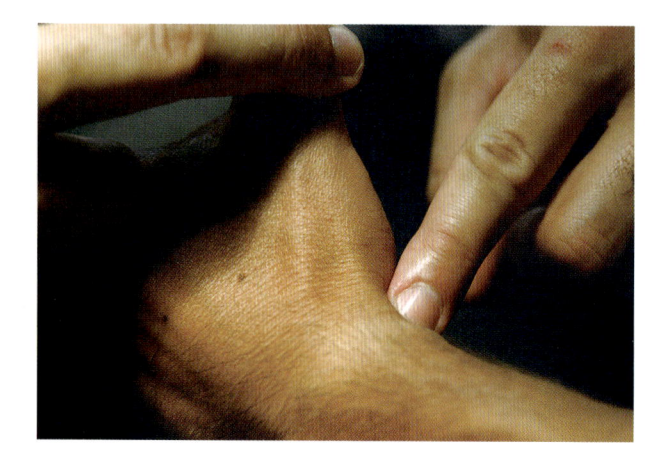

Atenção! *Pode-se visualizar a figura de duas letras "v"; um grande com ápice distal formado pelos extensores longo e curto do polegar; o outro "v", menor em sentido contrário, próximo ao punho formado pelo extensor curto e abdutor longo do polegar.*

Extensor Longo do Polegar (Extensor Pollicis Longu)

Características – Em grande parte está encoberto pelo músculo extensor dos dedos, apenas sendo palpável seu tendão de inserção próximo à tabaqueira anatômica onde a delimita dorsal e medialmente. Tem sua origem na face posterior do 1/3 médio da ulna e membrana interóssea, com inserção na base da falange distal do polegar. Sua ação é a de extensão do polegar. A inervação se dá pelo nervo interósseo posterior do ramo profundo do nervo radial, proveniente das raízes de C7 e C8.

Palpação – O examinador oferecerá resistência na falange distal do polegar do paciente ao movimento de extensão do polegar. A polpa de seu 2° dedo palpará o tendão do músculo que estará bem proeminente no dorso da mão mais medial à tabaqueira anatômica.

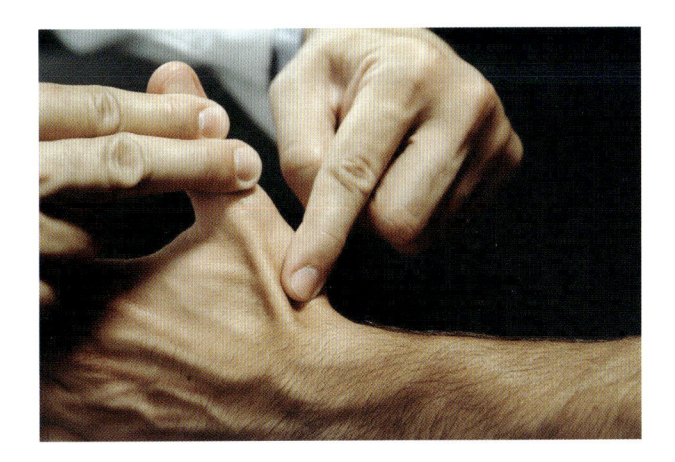

Nervo Mediano (ver Vídeo 2-15)

Palpação – O examinador deverá evidenciar o tendão do músculo palmar longo ao nível da prega de flexão do punho e o rebaterá com seu dedo indicador de medial para lateral. Ao mesmo tempo em que rebater o tendão, pressionará seu dedo para poder localizar o nervo mediano, que se encontra logo abaixo dele.

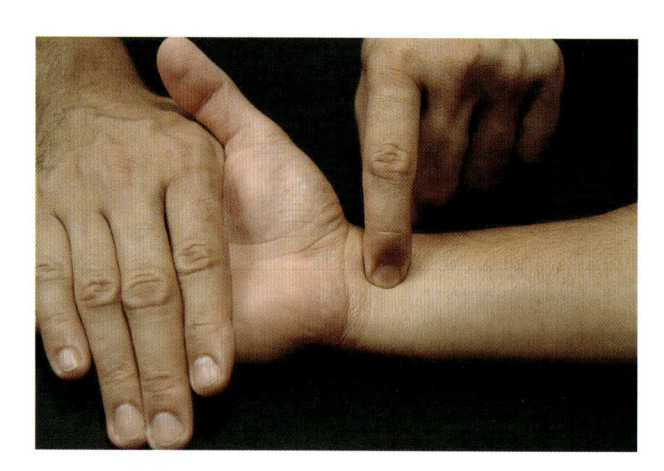

Atenção! *Ao pressionar o nervo, o paciente deverá sentir fraqueza muscular ou algum desconforto na mão.*

MÃO (MANUS)

Osteologia

Está composto por 27 ossos* e organizados em três grupos: carpo (8), metacarpo (5) e falanges (14).

Ossos do Carpo (Ossa Carpi)

Em número de oito, estão ordenados em duas fileiras transversais com quatro ossos cada. Na fileira proximal, de radial para ulnar: escafoide, semilunar, piramidal e pisiforme, e na fileira distal: trapézio, trapezoide, capitato e hamato.

Escafoide (Naviculare Manus)

Palpação – O examinador segura o dorso da mão do paciente e posiciona seu indicador na tabaqueira anatômica e polegar à frente do polegar do paciente. Com o polegar do paciente em seus dedos, realize os movimentos de flexão e extensão para que possa sobressair o 1º metacarpo. Com o indicador da outra mão na tabaqueira anatômica, encontrará o referido osso ao fundo.

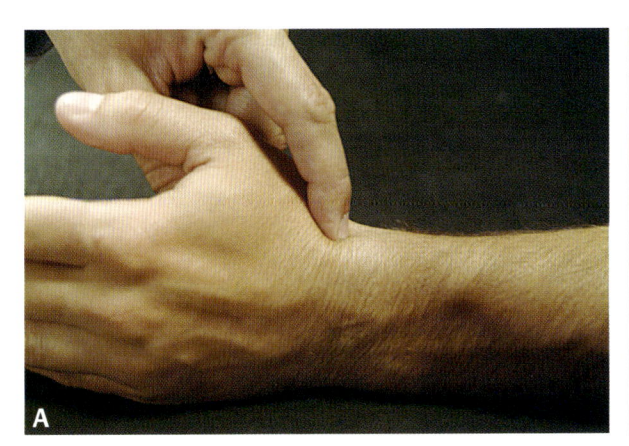

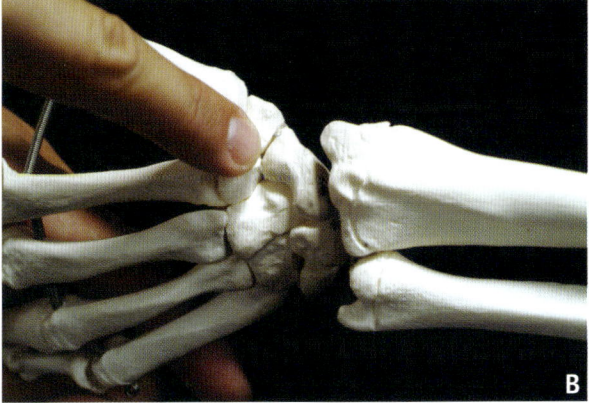

---

* Os ossos sesamoides localizados em cada lado do polegar não estão sendo contabilizados.

Pisiforme (Pisiforme)

Palpação – O examinador palpará sobre a prega de flexão do punho no seu lado mais ulnar e deslocará o dedo sensitivo distalmente até encontrar uma proeminência óssea bem proeminente.

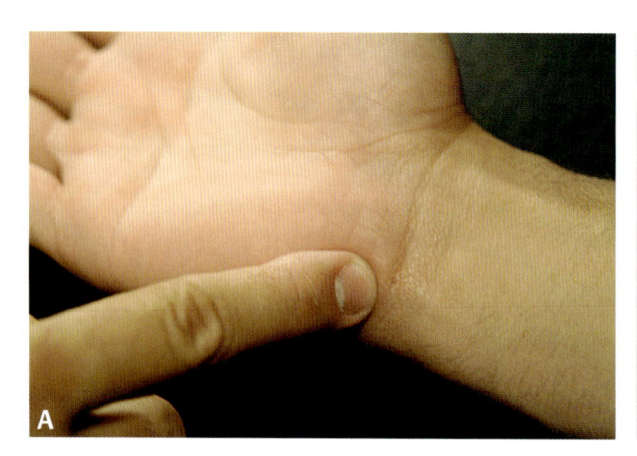

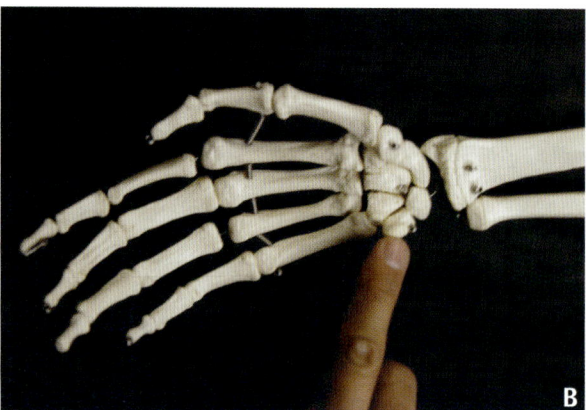

Processo Estiloide do Rádio, Osso Escafoide e 1º Metacarpo (Processus Styloides, Os Naviculare Manus et I Metacarpi) (ver Vídeo 2-16)

Palpação – O examinador segura o dorso da mão do paciente e posiciona seu indicador na tabaqueira anatômica e polegar à frente do polegar do paciente. Se deslizar da tabaqueira anatômica o indicador da mesma mão superiormente, encontrará o processo estiloide do rádio; se, a partir da tabaqueira anatômica, deslizar seu dedo inferiormente, encontrará a base do 1º metacarpo; e ao fundo da tabaqueira anatômica encontrará o osso escafoide.

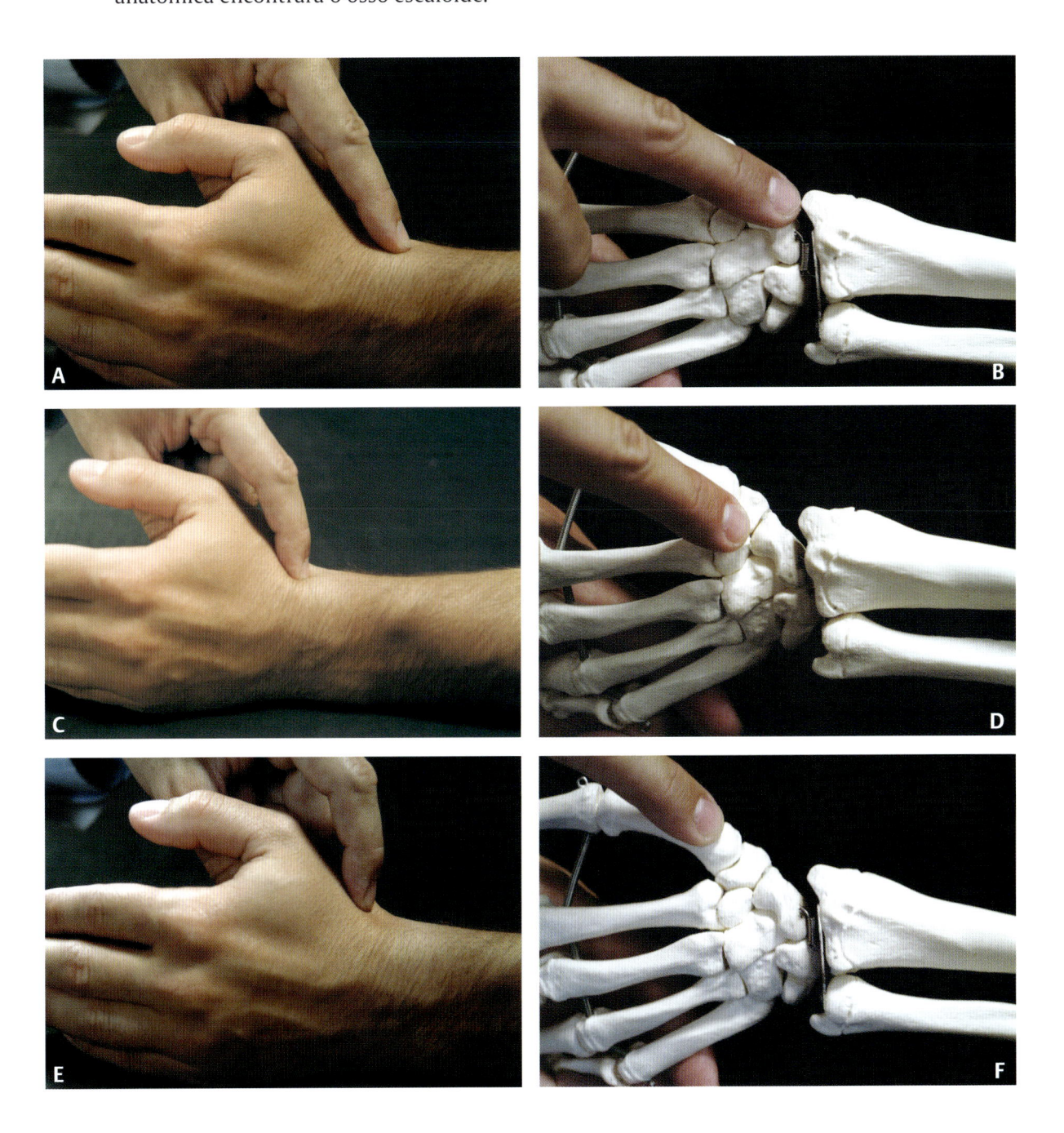

Metacarpos (Metacarpis)

Palpação – O examinador fará uma extensão do 2° ao 5° dedos do paciente passivamente. A cabeça de cada metacarpo ficará saliente na palma da mão próximo à prega dígito-palmar. Caso faça uma flexão das falanges, facilmente se observa a cabeça dos metacarpos na face dorsal da mão.

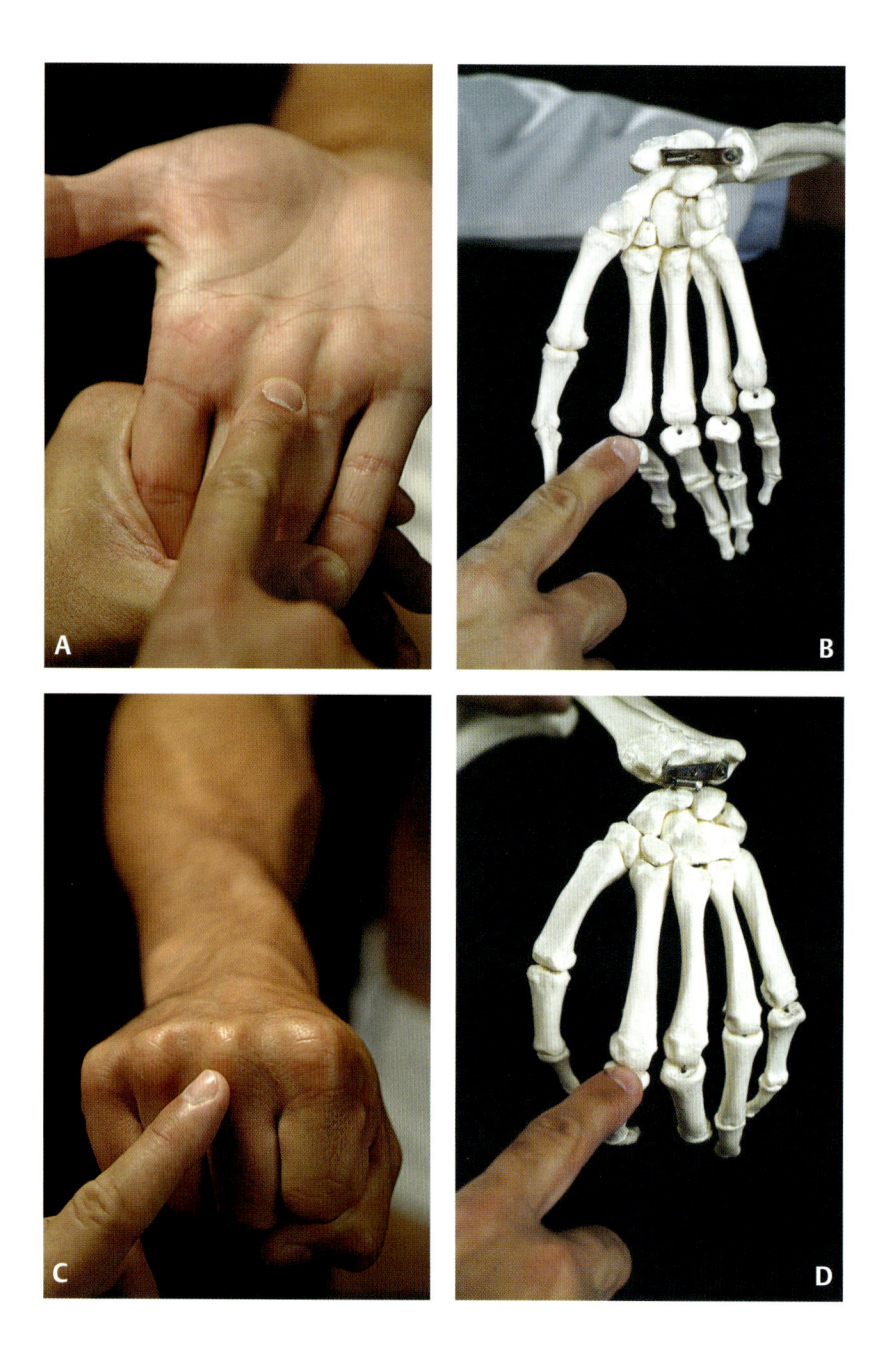

MIOLOGIA

Músculo da Região Tênar
Abdutor Curto do Polegar* (Abductor Pollicis Brevis)

Características – Músculo mais superficial da região tênar tem sua origem no tubérculo do osso escafoide e ligamento transverso do carpo e se insere na base lateral da falange do 1º metacarpo. Realiza abdução, oponência e flexão do polegar. Recebe o nervo mediano, raízes de C6, C7 e C8.

Palpação – O examinador resistirá ao movimento de abdução do polegar e com seus dedos sensitivos apoiados na borda radial (lateral) da região tênar, perceberá o aumento de tônus do músculo abdutor curto do polegar.

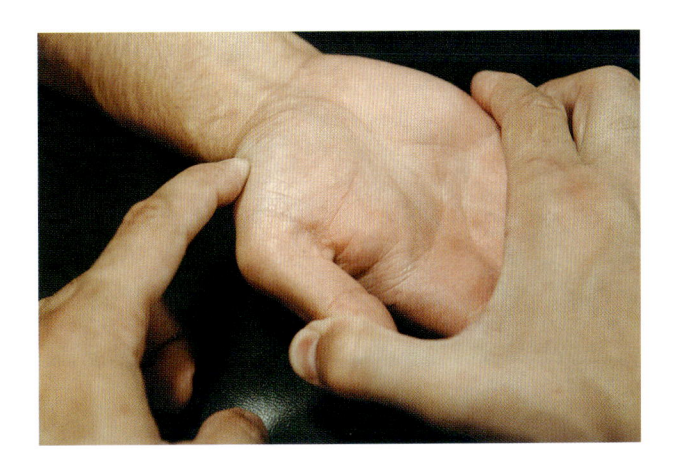

---

* Alguns autores defendem que sua inserção está num tubérculo lateral na base da falange proximal e outros defendem que a sua inserção seja no osso sesamóide lateral.

Músculo da Região Hipotênar
Abdutor do 5° Dedo (Abductor Digiti Quinti)

Características – Localiza-se superficialmente na região hipotênar com origem no osso pisiforme e ligamento transverso do carpo com inserção na base da falange proximal do 5° dedo e tendão do músculo extensor do 5° dedo. Realiza o movimento de abdução da falange proximal. É inervado pelo nervo ulnar, raízes de C7, C8 e T1.

Palpação – O examinador resistirá ao movimento de abdução do 5° dedo e com os seus dedos sensitivos apoiados na borda ulnar (medial) da região hipotênar, perceberá o aumento de tônus do abdutor do dedo mínimo ou 5° dedo.

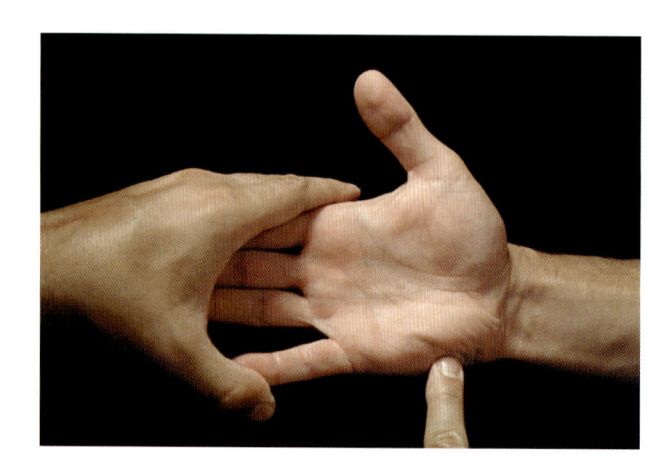

Capítulo 3

ANATOMIA PALPATÓRIA DA CINTURA PÉLVICA E COXA (*CINGULUM EXTREMITATUM PELVINARUM ET COXAE*)

Considerações Anatômicas   80
Osteologia da Cintura Pélvica e Coxa   80
Artrologia da Cintura Pélvica e Coxa   91
Miologia da Cintura Pélvica e Coxa   93
Miologia Anterior da Coxa   103
Miologia Posterior da Coxa   108
Nervos e Vasos   111

Considerações Anatômicas

Constituída por três fragmentos ósseos: o ílio, o ísquio e o púbis. A cintura pélvica articula-se posteriormente com o osso sacro, formando a articulação sacroilíaca; anteriormente na sínfise púbica, e lateralmente com a cabeça do fêmur, formando a articulação coxofemoral. Essa última articulação cumpre uma função importantíssima na fisiologia estática e dinâmica do aparelho locomotor, constitui a união do membro inferior com o tronco, sendo um elemento determinante na postura e na marcha, que é uma característica fundamental de nossa espécie. A cintura pélvica suporta e protege vísceras, como bexiga e órgãos genitais internos, podendo ela ser dividida em uma pelve falsa, que é maior e está localizada acima da linha arqueada; e uma pelve verdadeira, que é menor e está localizada abaixo desta linha.

Considerado o único osso da coxa, o fêmur, possui um aspecto volumoso, cumprido e resistente. Sua epífise proximal encontra-se envolvida pela cápsula articular, e é o colo anatômico que desempenha a ação de transmissão de forças entre o tronco e o membro inferior. A obliquidade da diáfise é a consequência do alargamento da pelve masculina e do fechamento do ângulo entre o colo e a diáfise. Na mulher, essa obliquidade é mais acentuada, pelo fato de a pelve em geral ser mais larga. O fêmur apresenta uma pequena torção sobre seu eixo, e sua epífise distal forma um ângulo aberto medialmente.

Osteologia da Cintura Pélvica e Coxa

Osso Ilíaco (Os Ilium)

- *Posição anatômica:* superolateral.
- *Acidentes*: crista ilíaca (lábios externo e interno), asa do ílio, espinha ilíaca anterossuperior (EIAS), espinha ilíaca anteroinferior (EIAI), espinha ilíaca posterossuperior (EIPS), espinha ilíaca posteroinferior (EIPI), face auricular, tuberosidade ilíaca, fossa ilíaca, linha arqueada, face glútea, linha glútea anterior, linha glútea inferior, linha glútea posterior.

Cristas Ilíacas (Crista Iliaca)

1º Acesso

Palpação – O examinador colocará suas mãos na linha da cintura do paciente e deslizando-as em sentido caudal até que sinta uma resistência.

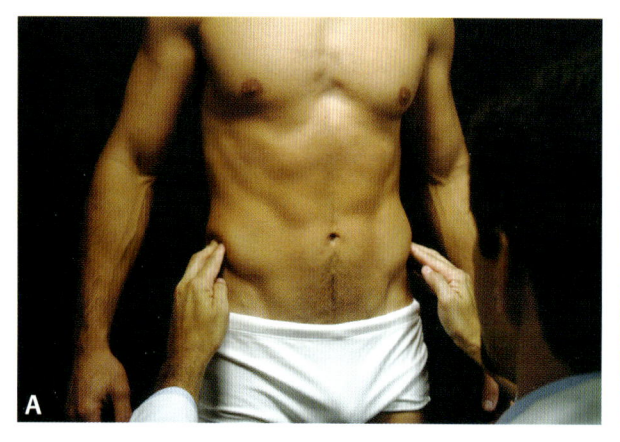

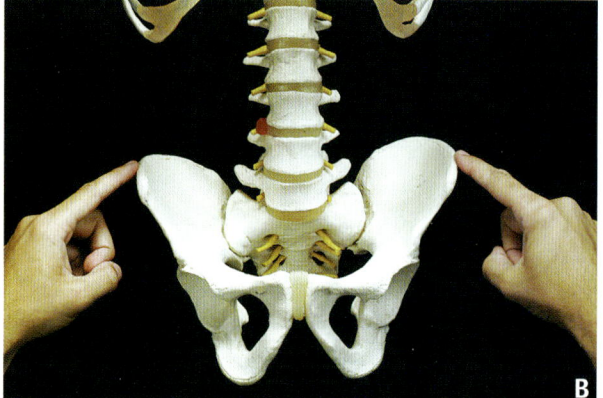

ANATOMIA PALPATÓRIA DA CINTURA PÉLVICA E COXA *(CINGULUM EXTREMITATUM PELVINARUM ET COXAE)* 81

2º Acesso

Palpação – Traçar uma linha horizontal imaginária da cicatriz umbilical para a lateral do quadril do paciente, encaixar suas mãos e sentirá uma resistência óssea logo abaixo, que corresponde às cristas ilíacas.

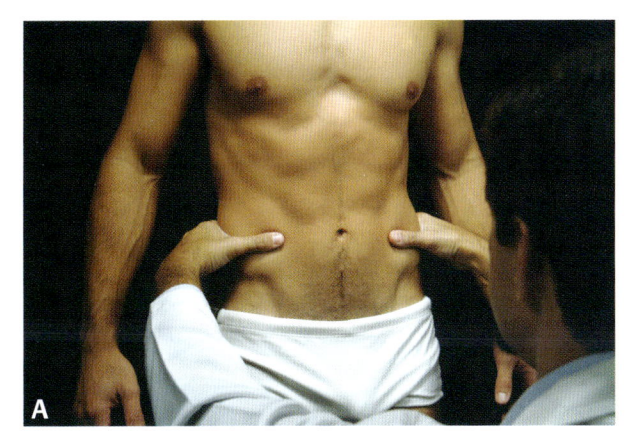

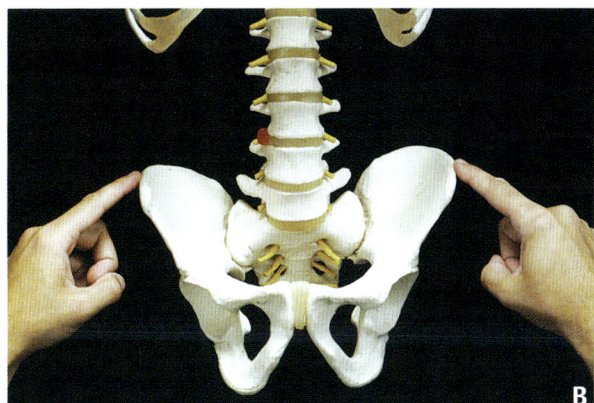

Espinha Ilíaca Anterossuperior (EIAS) **(Spina Iliaca Ventralis Cranialis)**

Palpação – Com seus dedos margeando as cristas ilíacas em sentido posteroanterior, encontrará uma proeminência óssea bem evidente em sua extremidade.

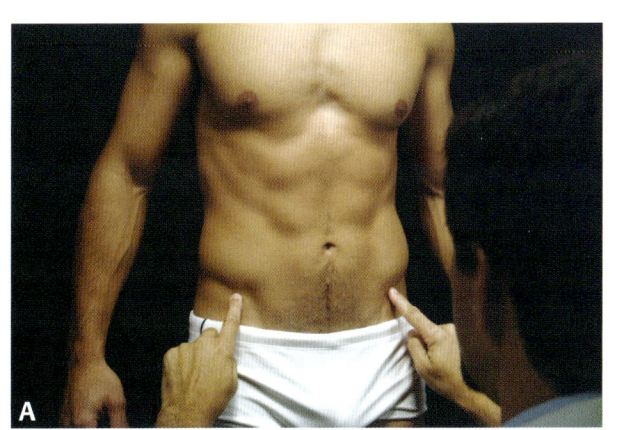

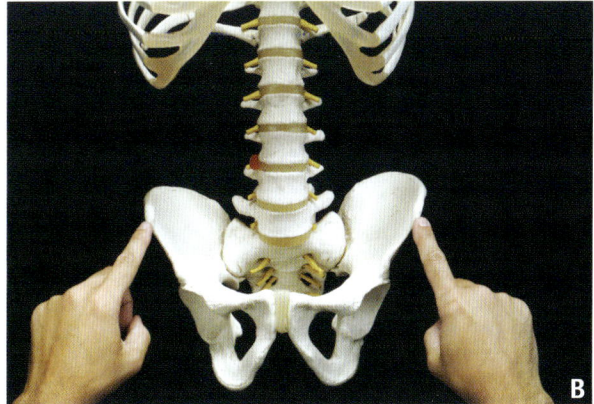

Espinha Ilíaca Posterossuperior (EIPS) (Spina Iliaca Dorsalis Cranialis)

Palpação – Com seus dedos seguirá as margens das cristas ilíacas no sentido anteroposterior até sentir uma proeminência óssea bem evidente em sua extremidade.

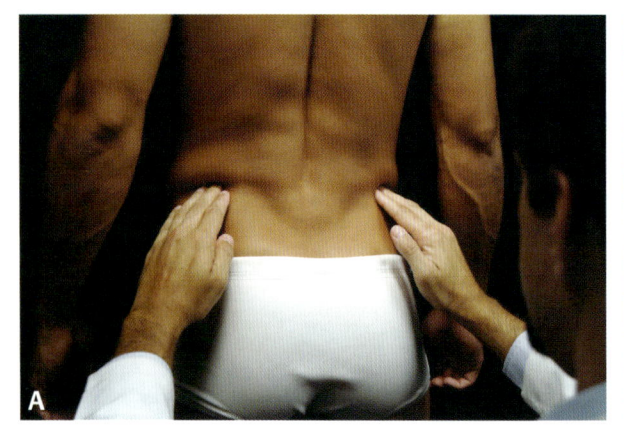

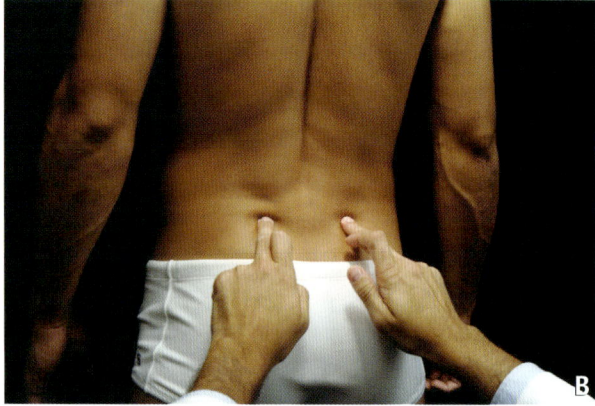

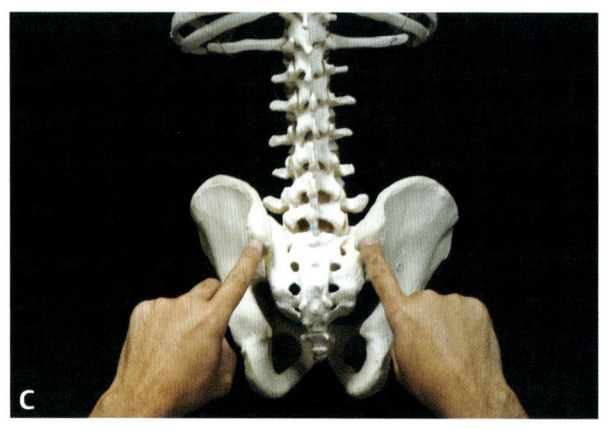

Atenção! Em alguns indivíduos são observadas duas "covinhas", que pode servir de referencial para a localização das EIPS lateralmente.

Espinha Ilíaca Posteroinferior (EIPI) (Spina Iliaca Dorsalis Caudalis)

Palpação – O examinador colocará primeiramente um de seus dedos em cima da EIPS, e em seguida aproximadamente dois dedos abaixo encontrará as EIPI.

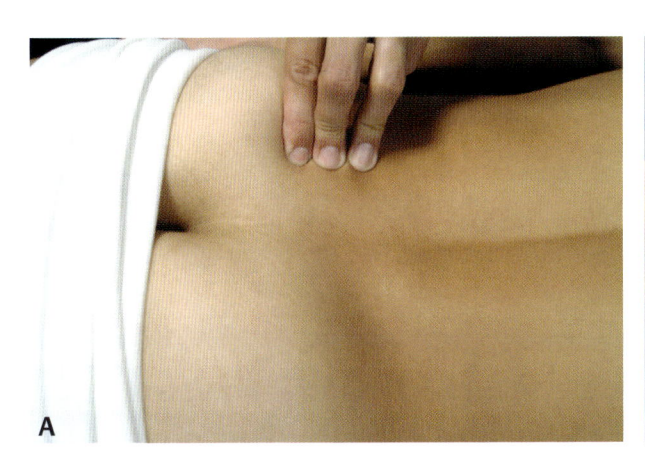

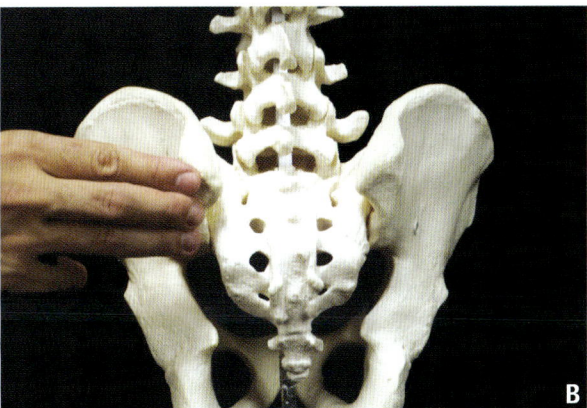

Osso Ísquio (Os Ischii)

- *Posição anatômica (PA):* inferoposterior.
- *Acidentes*: corpo do ísquio, incisura isquiática maior, espinha isquiática, incisura isquiática menor, túber isquiático, ramo do ísquio.

Tuberosidade Isquiática (Tuber Ossis Ischii)

1º Acesso

Palpação – O examinador palpa o músculo glúteo máximo em seu maior ângulo e pressiona com seu polegar até perceber uma resistência.

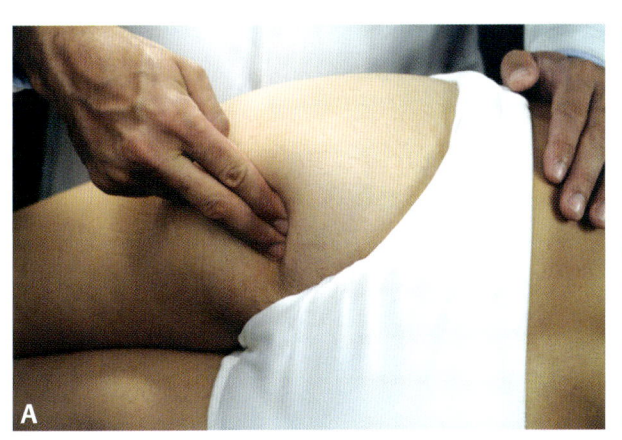

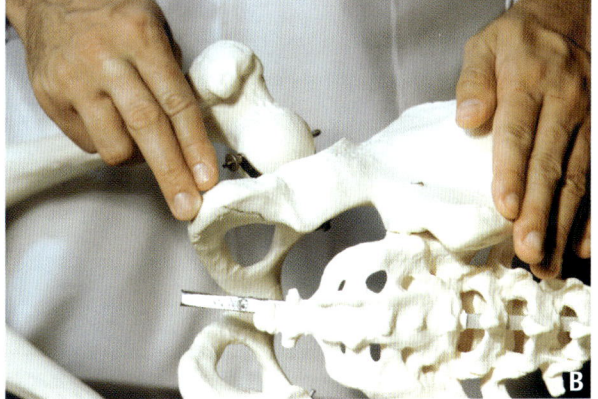

2º Acesso

Palpação – O examinador localiza a prega glútea e com os polegares pressionará superior e medialmente até perceber uma resistência.

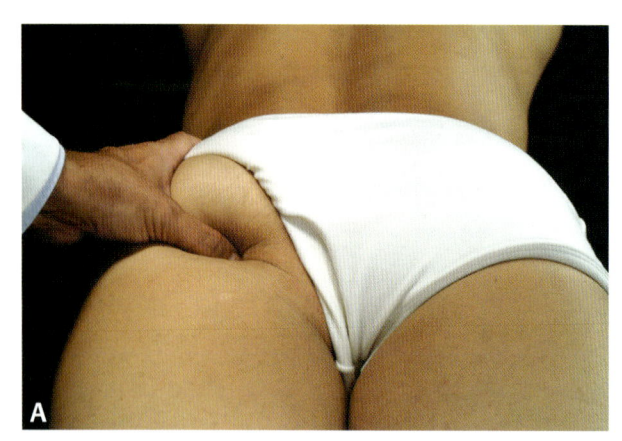

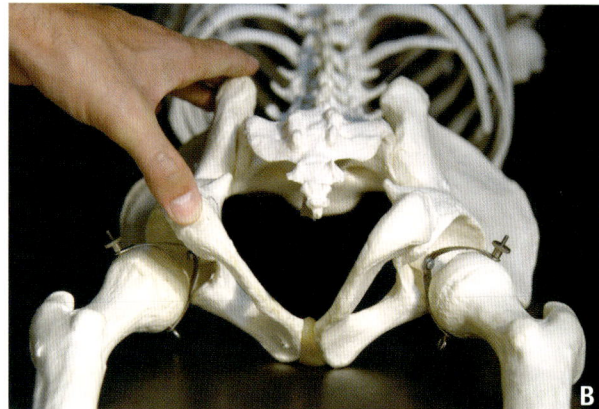

3º Acesso

Palpação – O examinador seguirá o músculo glúteo máximo até sua borda inferior e pressionará com seus dedos até localizar uma proeminência óssea.

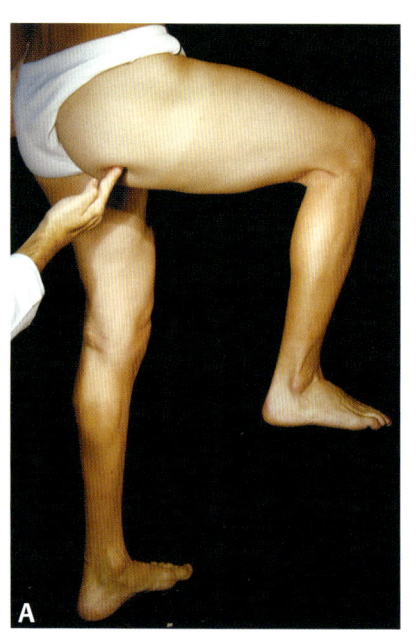

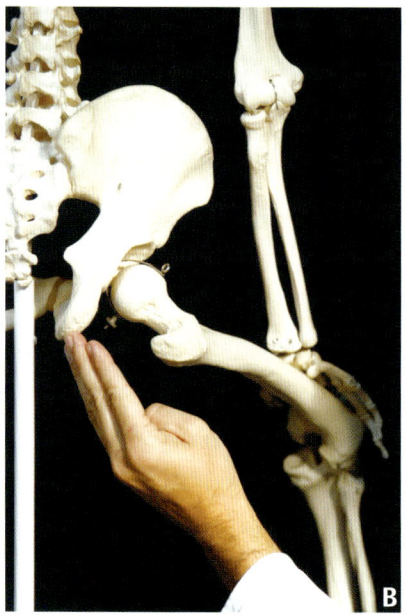

ANATOMIA PALPATÓRIA DA CINTURA PÉLVICA E COXA *(CINGULUM EXTREMITATUM PELVINARUM ET COXAE)* 85

Osso Púbis *(Os Pubis)*

- *Posição anatômica (PA):* anteromedial.
- *Acidentes anatômicos:* corpo do púbis, linha pectínea, tubérculo púbico, crista púbica, ramo inferior do púbis, face articular para a sínfise púbica.

Tubérculo Púbico (Tuberculum Pubicum)

1º Acesso

Palpação – Traçar uma linha horizontal imaginária partindo dos trocânteres maiores do fêmur até a sínfise púbica, e um dedo lateral encontrará uma eminência arredondada.

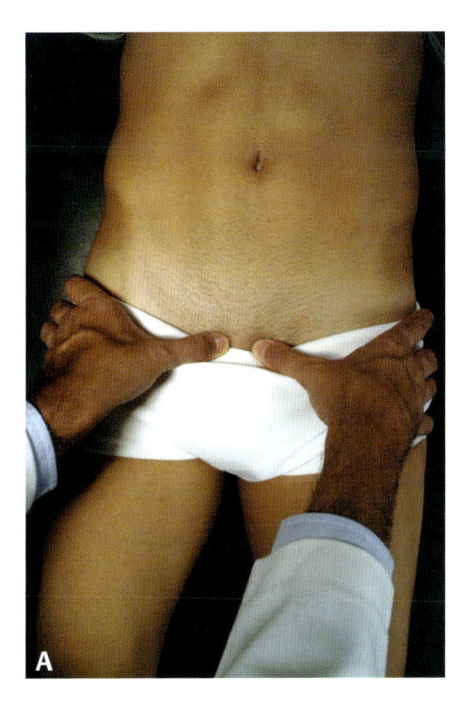

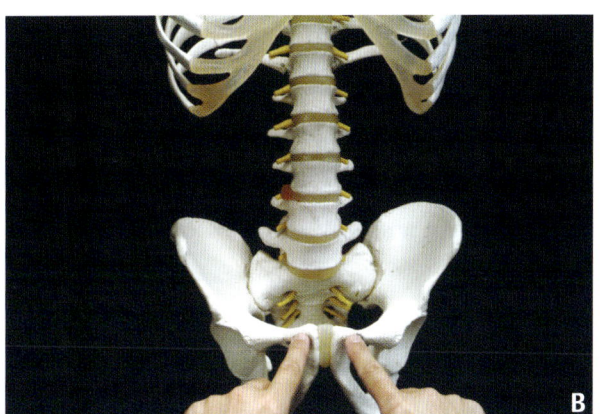

Atenção! Nos homens essa palpação deve ser cautelosa. O ducto deferente passa lateralmente junto ao tubérculo púbico.
O ponto de referência no homem é acima da parte livre do pênis; já na mulher, está na abertura superior dos grandes lábios.

Osso Sacro *(Os Sacrum)*

- *Acidentes anatômicos:* base do sacro, promontório, asa do sacro, processo articular superior, tuberosidade do sacro, canal sacral, hiato sacral, face pélvica, linhas transversais, forames sacrais anteriores, face dorsal, forames sacrais posteriores, crista sacral mediana, crista sacral intermédia, crista sacral lateral, corno sacral, ápice do sacro.

Crista Sacral Mediana (Crista Sacralis Media)

Palpação – Com os dedos indicadores nas EIPS, o examinador deverá tirar uma média entre elas e, com os seus dedos da mão sensitiva dispostos longitudinalmente, palpará o acidente ósseo.

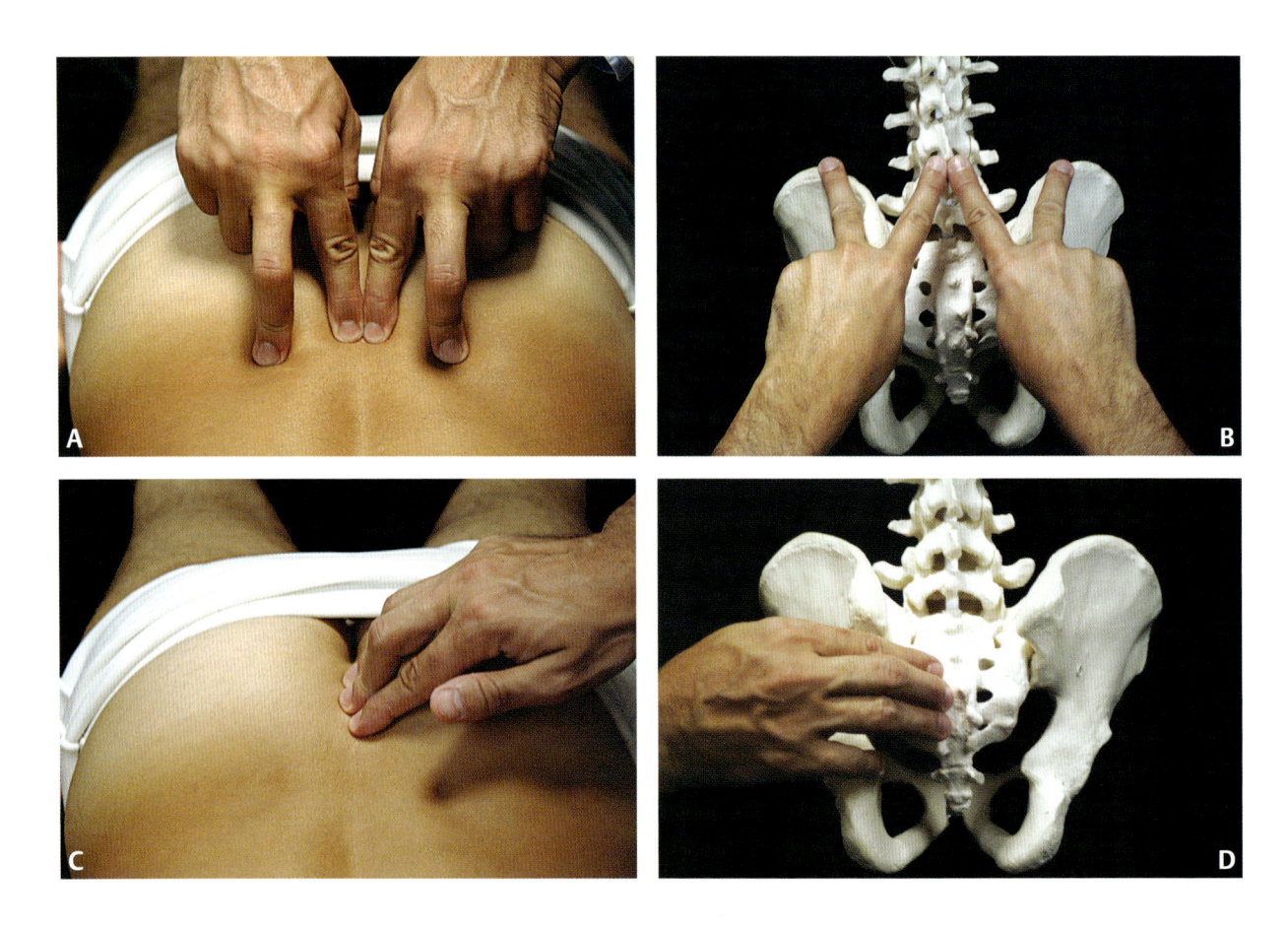

Borda Lateral do Sacro

Palpação – O examinador deverá localizar primeiramente a crista sacral mediana e, em seguida, colocar dois dedos laterais e pressionar. O examinador poderá realizar movimentos transversais à estrutura para sentir melhor.

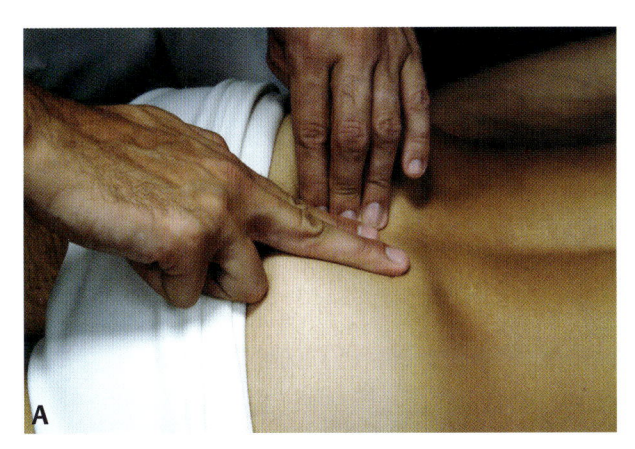

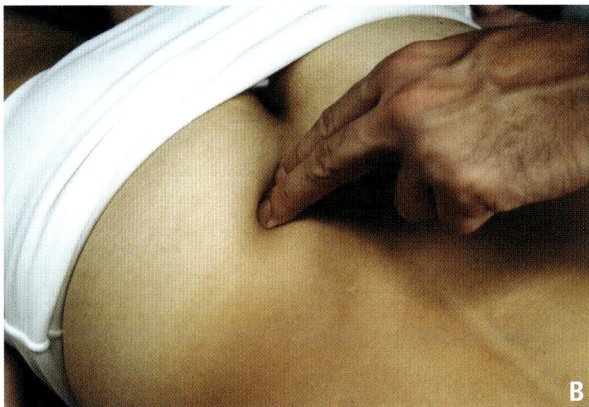

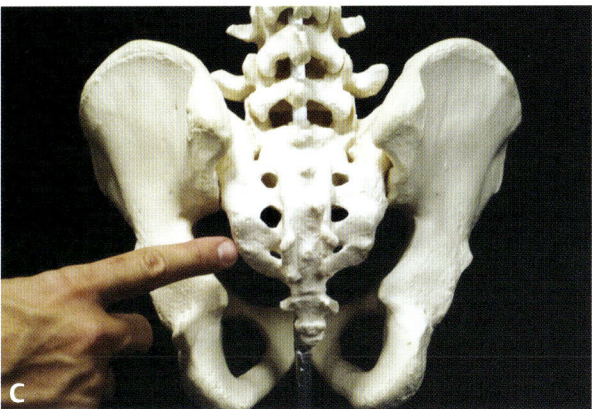

Osso Cóccix (Os Coccygis)

- *Acidente anatômico:* corno coccígeo.

Palpação – O examinador deslizará seu dedo sensitivo pela crista sacral mediana inferiormente até localizar e sentir o ápice do osso.

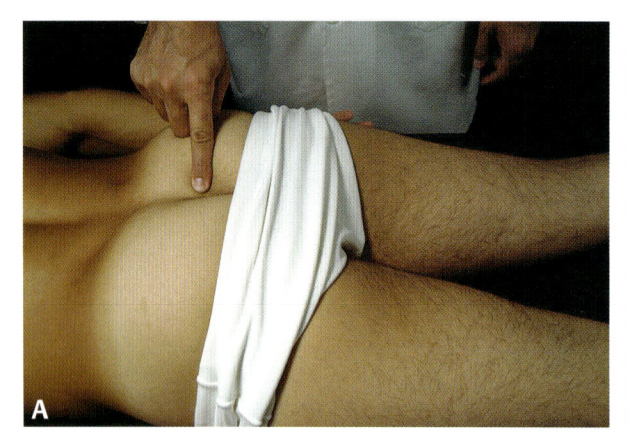

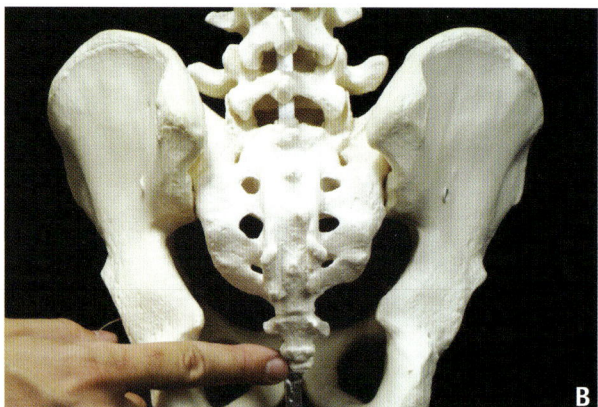

Atenção! *O examinador deverá posicionar seus dedos em sentido horizontal, para não causar constrangimento durante o exame.*

ANATOMIA PALPATÓRIA DA CINTURA PÉLVICA E COXA *(CINGULUM EXTREMITATUM PELVINARUM ET COXAE)* 89

Fêmur (Epífise Proximal) *(Femur)*

- *Acidentes anatômicos:* cabeça do fêmur, fóvea da cabeça do fêmur, colo anatômico, trocânter maior, trocânter menor, linha intertrocantérica (anterior), crista intertrocantérica (posterior), fossa intertrocantérica, tubérculo quadrado, tuberosidade glútea, linha pectínea.

Trocânter Maior (Trochanter Major)

1º Acesso

Palpação – Com as mãos na região lateral superior da coxa, solicitar ao paciente que levante discretamente seu pé do chão e faça uma rotação lateral.

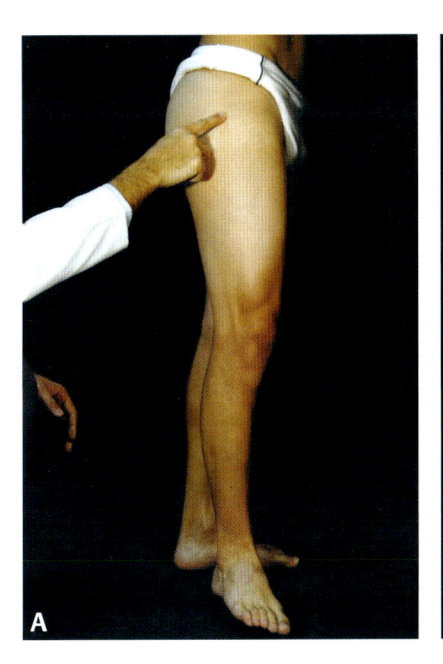

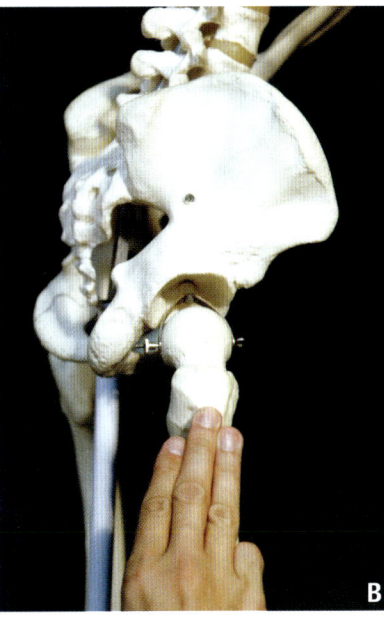

Ligamento Sacrotuberal *(Ligamentum Sacrotuberale)*

Palpação – Com seu polegar, localizará primeiramente a tuberosidade isquiática. Deslizar seu polegar medialmente e superior e, logo em seguida, deve exercer uma pressão em sentido superolateral. Ao solicitar uma contração dos glúteos para o paciente, o examinador não deverá sentir nenhum tipo de contração muscular em seu dedo e, sim, apenas as fibras do forte ligamento.

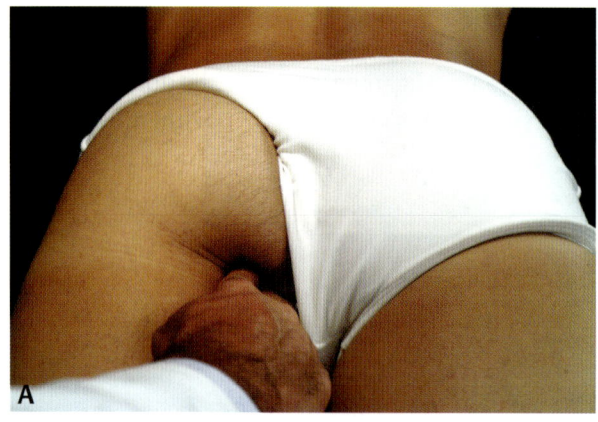

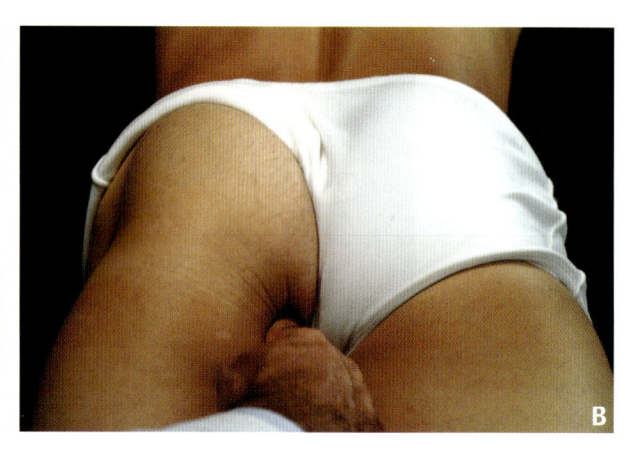

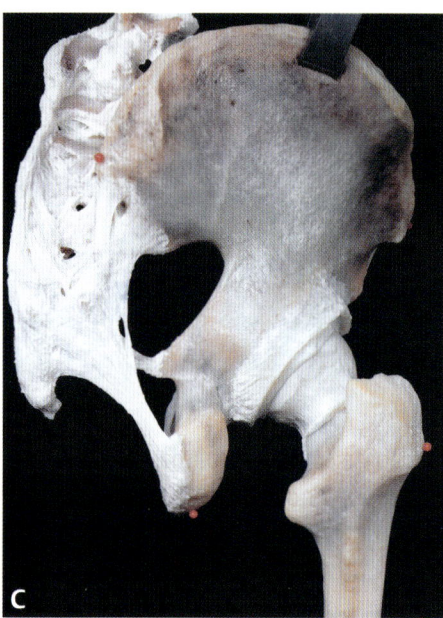

Atenção! *Se a palpação estiver em local errado, o examinador deverá sentir na contração dos glúteos, a contração do músculo elevador do ânus.*

ANATOMIA PALPATÓRIA DA CINTURA PÉLVICA E COXA *(CINGULUM EXTREMITATUM PELVINARUM ET COXAE)*

Articulação Sacrococcígea

Palpação – Com o seu dedo indicador palpará a região compreendida entre sacro e o cóccix, que se situa no início da prega interglútea, e nessa região tentará sentir uma depressão em sentido transverso, que representa a articulação sacrococcígea.

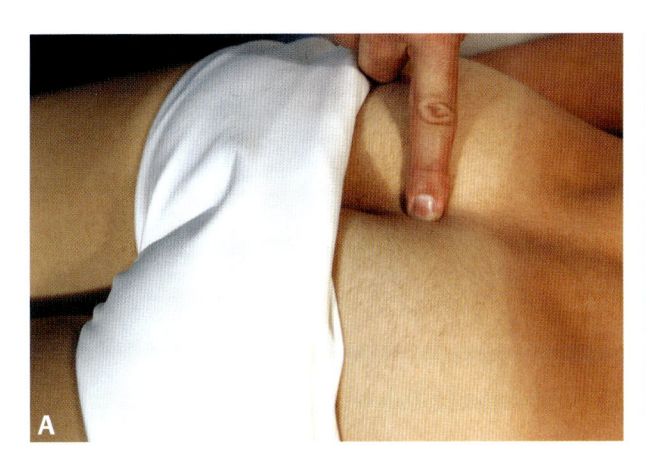

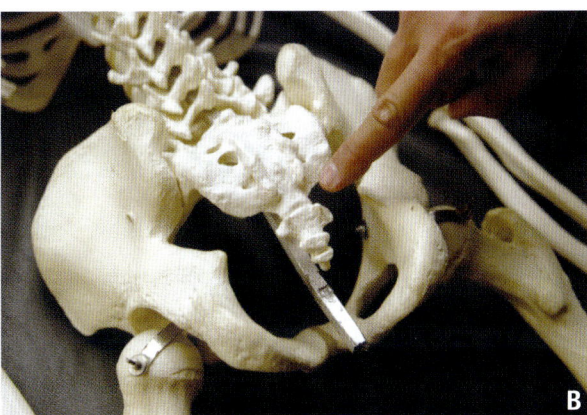

Miologia da Cintura Pélvica e Coxa

Glúteo Máximo *(Glutaeus Maximus)*

Características – Considerado o músculo mais potente do corpo, é volumoso e superficial na região glútea, possuindo uma forma plana e quadrangular. Tem como origem a linha glútea posterior; crista sacral mediana; cóccix e ligamento sacrotuberal. Suas fibras se dirigem praticamente paralelas para baixo e lateralmente num largo tendão para se inserir na tuberosidade glútea e trato iliotibial. Sua ação é diversificada, atua como extensor e rotador lateral da coxa; e, se o ponto fixo for na coxa, auxilia no ato de se levantar. A inervação é feita pelo nervo glúteo inferior, raízes de L5, S1 e S2.

1º Acesso

Palpação – Com uma de suas mãos resiste ao movimento de extensão da coxa e com os dedos sensitivos na região glútea, o examinador perceberá um aumento de tônus.

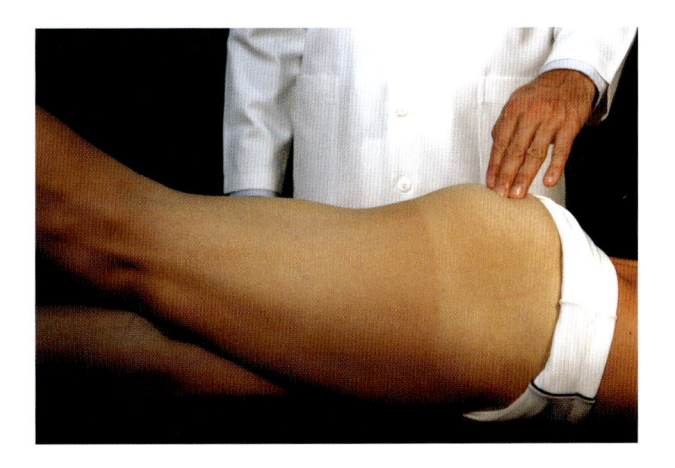

2º Acesso

Palpação – O examinador solicitará uma extensão da coxa com rotação lateral. O músculo ficará bem proeminente, onde o examinador poderá observar toda a extensão do músculo.

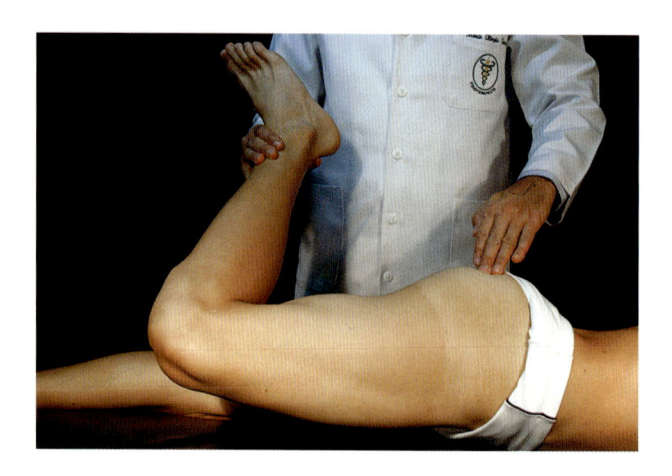

Glúteo Médio* *(Glutaeus Medius)*

Características – Um músculo de forma triangular e volumoso, localizado superficialmente na face superolateral do quadril, é coberto em parte pela fáscia lata anteriormente e pelo músculo glúteo máximo posteriormente. Sua origem se dá no osso ilíaco; entre as linhas glúteas anterior e posterior; e fáscia lata. Suas fibras se convergem para baixo e para fora e se fixam em um curto tendão na face lateral do trocânter maior. É um adutor e rotador medial da coxa; contribui na marcha e na posição ortostática. Recebe o nervo glúteo superior, raízes de L4, L5 e S1.

---

* As paralisias infantis causam lesão irreversível, deixando a criança impossibilitada de ficar apoiada no membro do mesmo lado, e sua marcha fica claudicante.

1º Acesso

Palpação – O examinador poderá colocar um dedo no trocânter maior e os demais dedos ao seu lado e acima. Com a outra mão na coxa do paciente, solicitará uma abdução com resistência. O examinador perceberá, em seus dedos da mão sensitiva, a contração do músculo glúteo médio.

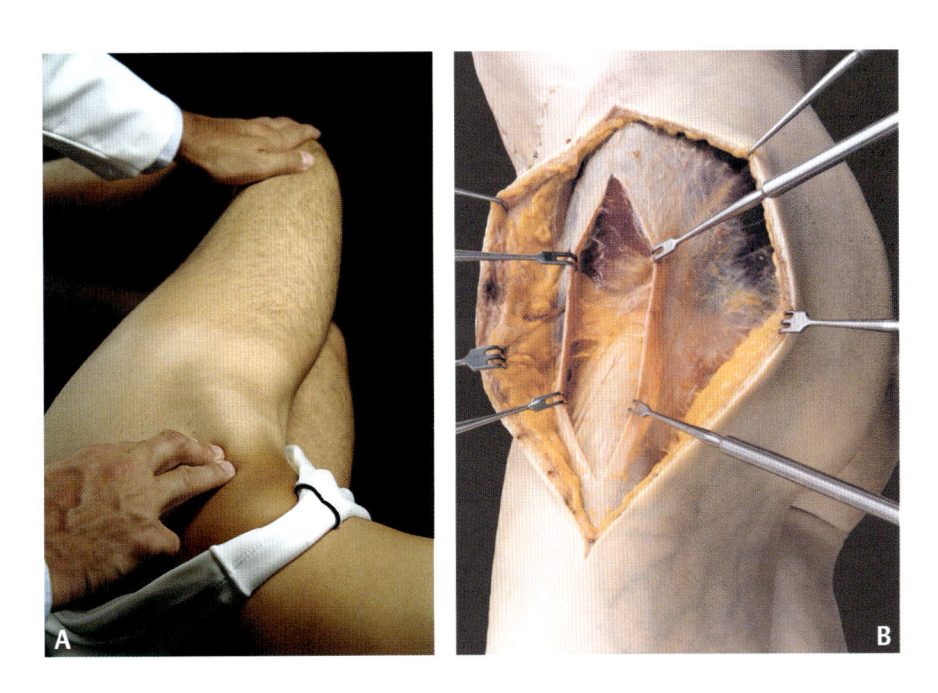

2º Acesso

Palpação – O examinador deverá localizar um ponto médio entre a crista ilíaca e o trocânter maior do fêmur. Com os dedos sensitivos entre esses pontos, solicitar ao paciente uma abdução coxofemoral com resistência.

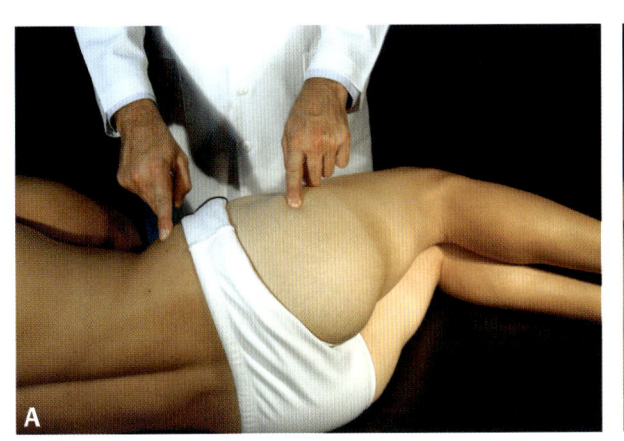

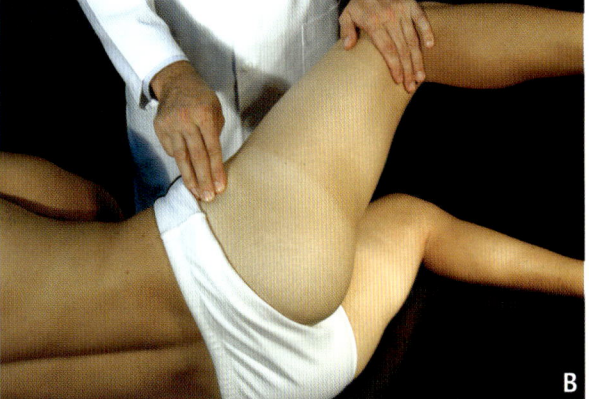

Piriforme *(Piriformis)*

Características – Um músculo arredondado e triangular, localizado por detrás da articulação do quadril, tem sua origem na face anterior do sacro e ligamento sacrotuberal. Pelo tendão arredondado, dirige-se pela incisura isquiática maior para se inserir na face anterior do trocânter maior do fêmur. Produz rotação lateral na coxa e abdução, quando a coxa está flexionada. É inervado pelos ramos do plexo sacral, raízes de S1 e S2.

1º Acesso (ver Vídeo 3-1)

Palpação – Palpar primeiramente a borda lateral do sacro e, em seguida, o trocânter maior. Traçar uma linha imaginária entre as duas estruturas e palpar profundamente com o dedo sensitivo. Com a outra mão no tornozelo do paciente, solicitará uma rotação lateral da coxa.

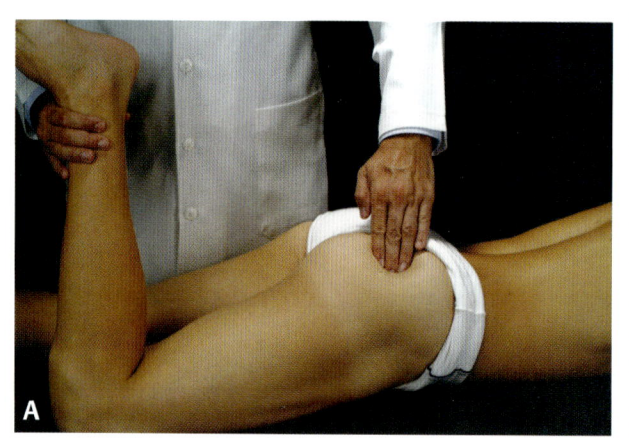

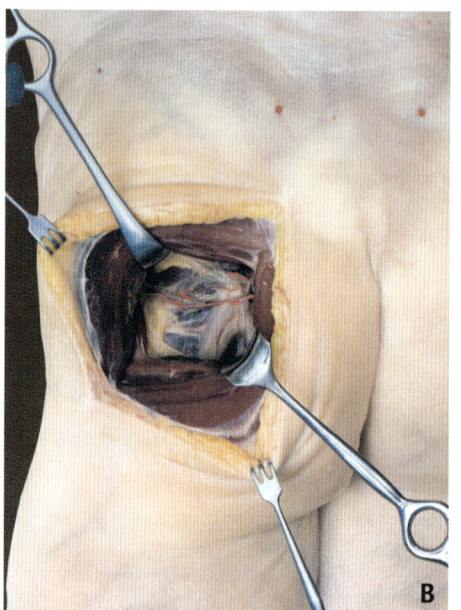

Atenção! *O pé do paciente na direção de seu outro pé.*

2º Acesso

Palpação – O examinador segura com sua mão distal a perna do paciente e encosta seu tórax em seu joelho. Com os dedos sensitivos, localizará a borda posterior do músculo glúteo médio e depositá-los neste lugar. Solicitará ao paciente uma rotação lateral de coxa.

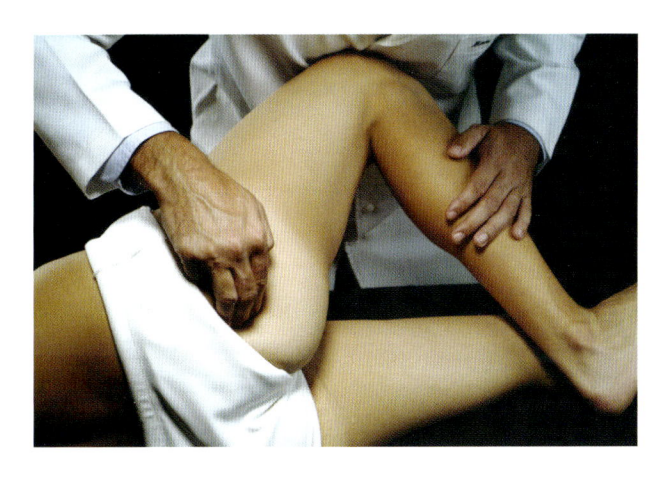

Atenção! Empurrará com seu joelho o tórax do examinador para cima.

Quadrado da Coxa *(Quadratus Femoris)*

Características – De forma quadrangular, cruza o quadril posteroinferiormente com sua origem na margem lateral da tuberosidade isquiática indo em direção para cima e lateralmente para se inserir na crista intertrocantérica do fêmur. Sua ação produz rotação lateral da coxa. É inervado pelos ramos do plexo sacral, raízes de L5 e S1.

Palpação – Com sua mão sensitiva na tuberosidade isquiática, deslizará aproximadamente um dedo em sentidos horizontal e lateral e pressionará. Com a outra mão no tornozelo do paciente, realizará uma rotação lateral de coxofemoral.

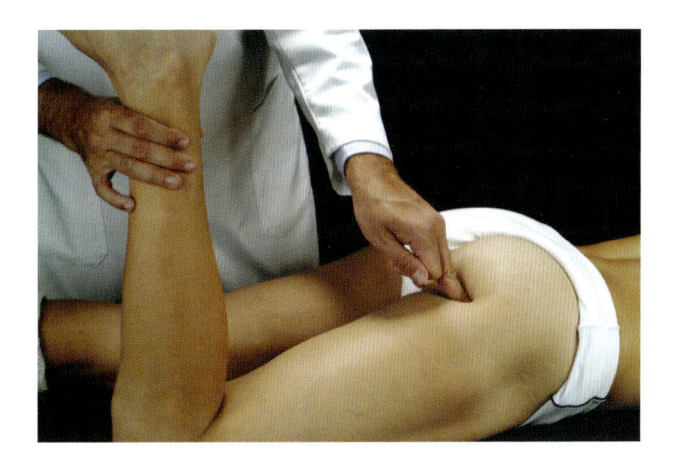

Trígono Femoral

Características – De forma triangular, é uma região compreendida na face anterossuperior da coxa. Sua base é formada pelo ligamento inguinal; o *limite lateral* pelo músculo sartório; e o *limite medial* pelo músculo adutor longo.

O *assoalho* é constituído lateralmente pelo músculo iliopsoas e medialmente pelo músculo pectíneo.

O *conteúdo* do trígono femoral de lateral para medial é constituído pelo nervo femoral, artéria femoral e veia femoral.

1º Acesso

Palpação global – O examinador com uma das mãos na face medial do tornozelo e com a outra na face medial do joelho, solicitará ao paciente que faça uma flexão e rotação lateral de coxa associada a uma flexão de joelho resistida. Na face anterossuperior da coxa o examinador visualizará seu formato triangular.

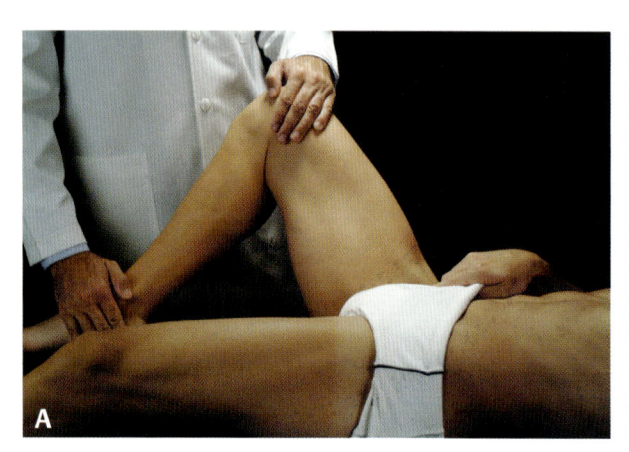

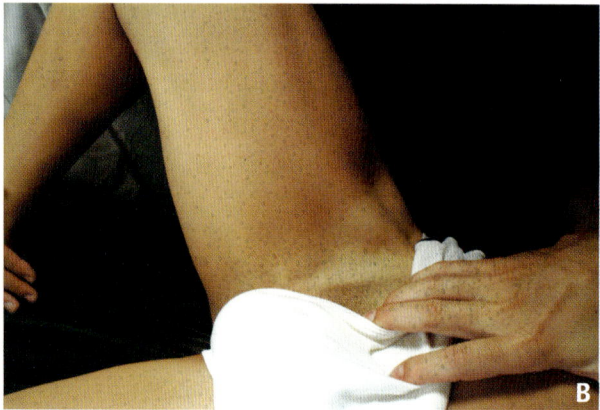

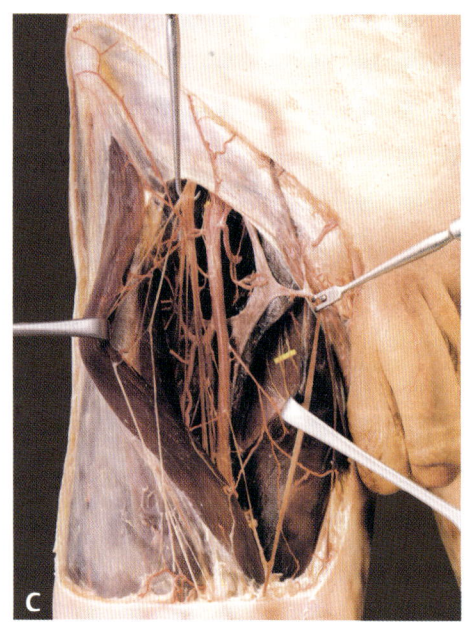

2º Acesso
Palpação individualizada.

Ligamento Inguinal (Ligamentum Inguinale)

Palpação – Primeiramente o examinador deverá localizar a EIAS e traçar uma linha imaginária até o tubérculo púbico. Com seus dedos sensitivos em cima dessa linha, palpar em sentido transversal e deslizar seus dedos para cima e para baixo onde perceberá a tensão do ligamento.

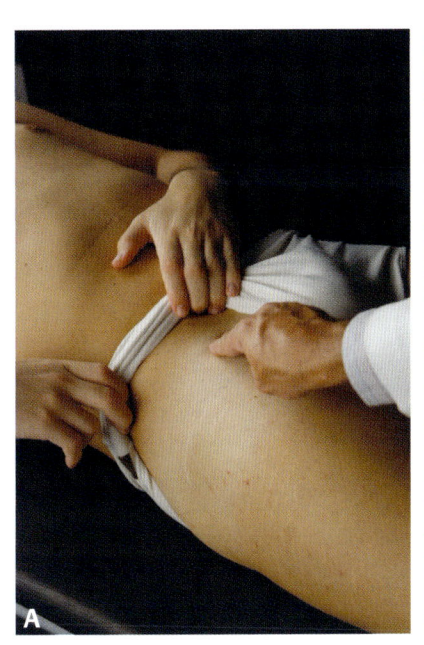

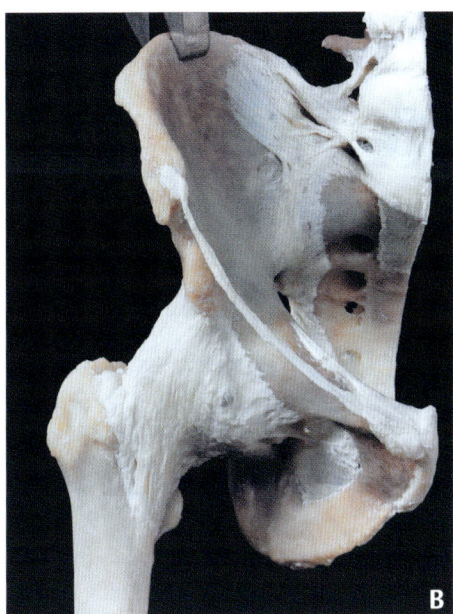

Sartório (Sartorius) (ver Vídeo 3-2)

Características – Músculo plano, delgado e longo que cruza superficialmente a região anteromedial da coxa. Através de um curto tendão, tem sua origem na EIAS e inserção nas extremidades superior e medial da tíbia. Por atravessar duas articulações é considerado um músculo biaxial, atuando na coxofemoral como flexor, abdutor e rotador lateral; e no joelho atua como flexor. Sua inervação é dada pelo nervo femoral, raízes de L2 e L3.

Palpação – O examinador deverá localizar a EIAS e logo abaixo e medialmente a este, colocará seus dedos sensitivos. Com a outra mão na face medial do tornozelo do paciente, solicitará os movimentos de flexão, abdução e rotação lateral de coxa com flexão de joelho simultaneamente.

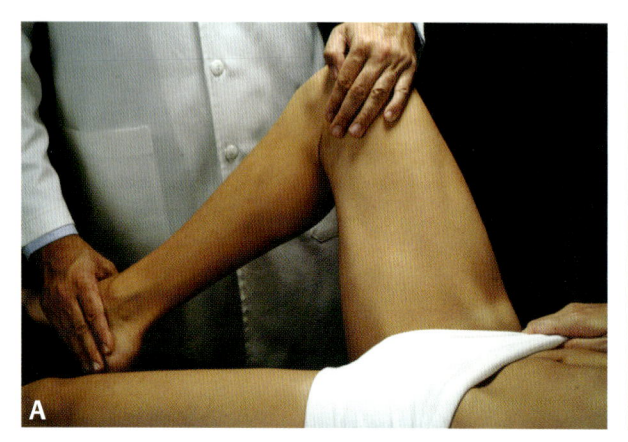

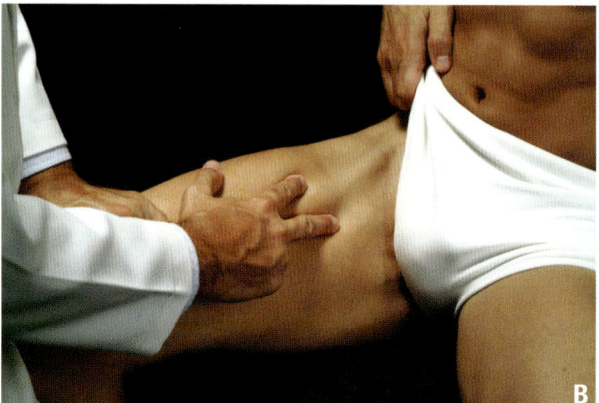

Adutor Longo (Adductor Longus)

Características – Possui um formato triangular, oval e plano. Dentre os músculos adutores da coxa é considerado o mais anterior. Tem sua origem por um tendão grosso na face anterior do corpo do púbis, indo a sentido lateroposterior para se inserir na linha áspera do fêmur. Sua ação é adução e rotação lateral da coxa, mas também pode agir como flexor quando seu ponto fixo está no fêmur. Inervado pelo nervo obturatório, raízes de L2, L3 e L4.

Palpação – Com o paciente em decúbito dorsal, coxa flexionada e abduzida, o examinador deverá primeiramente localizar o osso púbis e deslizar seus dedos sensitivos aproximadamente três dedos inferiormente. Com a outra mão na face medial do joelho do paciente, resistirá ao movimento de adução da coxa. O exame poderá ser feito com a polpa dos dedos ou em forma de pinça.

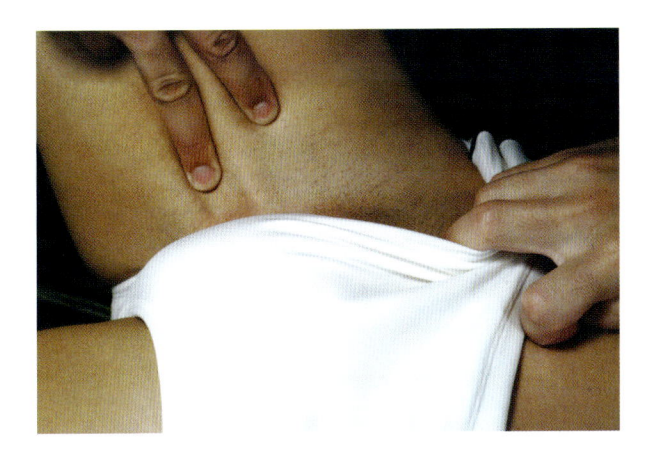

Psoas Maior *(Psoas Major)* (ver Vídeo 3-3)

Características – Localizado profundamente no abdome e logo abaixo das últimas costelas e ao lado da coluna lombar, tem um formato volumoso e cilíndrico. Tem sua origem nos processos transversos de T12 a L5; discos intervertebrais; e face lateral das quatro primeiras vértebras lombares. Tem um trajeto inferolateral até se fundir com o músculo ilíaco, para juntos formarem o músculo iliopsoas e inserirem no trocânter menor do fêmur. Atua como flexor da coxa, flexor da coluna lombar e a inclina lateralmente e exerce ação na postura do homem. Sua inervação se dá por ramos do plexo lombar, raízes de L1, L2 e L3.

Palpação – O examinador traça uma linha imaginária como referência entre a cicatriz umbilical e a EIAS, no seu 1/3 lateral irá aprofundando seus dedos sensitivos até o limite do paciente. Solicitará ao paciente que estenda seu joelho e, em seguida, faça uma flexão de coxofemoral, ou pedirá uma flexão anterior de tronco com o joelho em flexão.

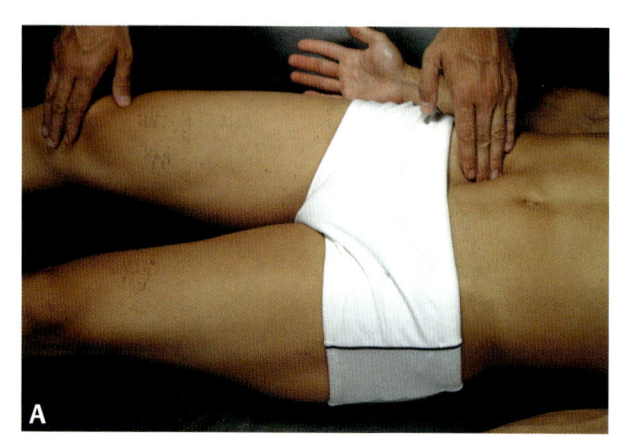

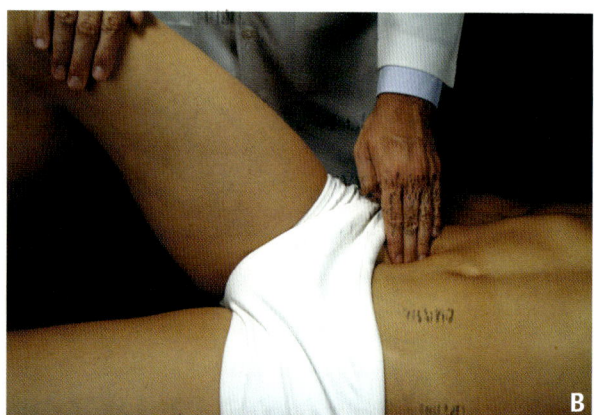

Atenção! *O examinador deverá deslocar seus dedos para a borda lateral do músculo reto abdominal, para que não se confunda o exame com o mesmo.*

Iliopsoas *(Ilicus Psoas)*

Características – Formado pelo músculo psoas menor, psoas maior e ilíaco logo abaixo e posterior ao ligamento inguinal, para juntos se inserirem por um tendão estreito no trocânter menor do fêmur. Juntos formam o principal flexor da coxa e também realizam a rotação lateral.

Palpação – Primeiramente o examinador localiza o músculo sartório na EIAS, desloca seu 2º e 3º dedos medialmente e um pouco abaixo. Com a outra mão na face medial do joelho, resistirá ao movimento de flexão de coxofemoral.

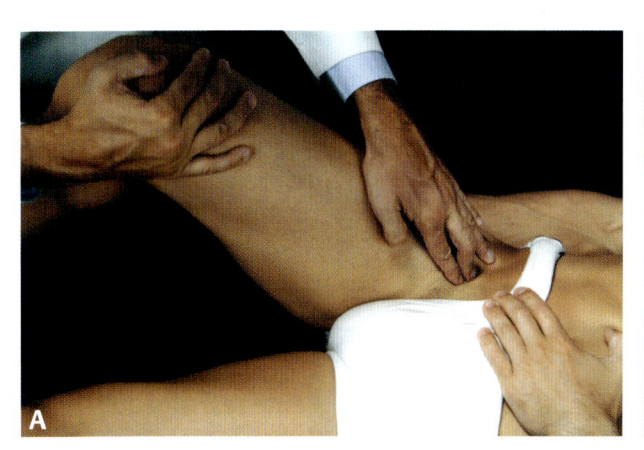

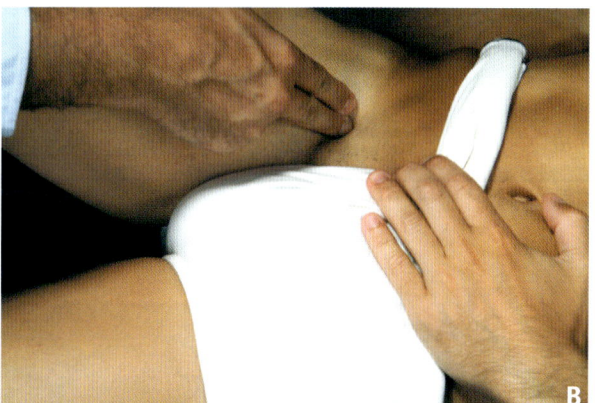

MIOLOGIA ANTERIOR DA COXA

Quadríceps Femoral (ver Vídeo 3-4)

Um grupamento muscular constituído de cinco músculos, o vasto lateral, vasto intermédio, vasto medial, reto femoral e o articular do joelho, e mais duas porções, a porção oblíqua dos vastos lateral e medial, totalizando sete componentes funcionais na região anterior da coxa. Os músculos possuem origens diferenciadas e uma única inserção na patela pelo tendão do quadríceps, são considerados os mais potentes extensores da perna sobre a coxa, sendo o reto femoral o único músculo biarticular.

Vasto Lateral (Vastus Fibularis)

Características – Músculo mais lateral do quadríceps. Encontra-se superficialmente, apenas sendo coberto pelo músculo tensor da fáscia lata e pelo trato iliotibial. Tem sua origem nas faces anterior e externa do trocânter maior e lábio lateral da linha áspera. Suas fibras se encurvam adiante para abaixo e medialmente para se fixarem em uma lâmina tendinosa no tendão comum do quadríceps. Sua ação é extensão do joelho. A inervação é dada pelo nervo femoral, raízes de L2, L3 e L4.

> ***Curiosidade!*** *Este músculo apresenta duas porções distintas: um vasto lateral longo, e um vasto lateral oblíquo. Esta porção oblíqua apresenta uma particularidade, que é de ser um importante estabilizador dinâmico da patela.*

Capítulo 4

ANATOMIA PALPATÓRIA DO JOELHO

Considerações Anatômicas 116
Osteologia 116
Artrologia 121
Vasos 126

Considerações Anatômicas

Região constituída por três ossos: fêmur (epífise distal), tíbia (epífise proximal) e patela. O complexo articular do joelho é assim considerado, por obter em sua morfologia inúmeras estruturas e que asseguram uma funcionalidade perfeita. Seus côndilos não são uniformes nem simétricos e possuem uma convexidade anteroposterior. É uma articulação que possui dois graus de liberdade, flexão e extensão, e rotação axial, e duas articulações: articulação femorotibial e articulação femoropatelar.

Osteologia

Fêmur (Epífise Distal)

- *Acidentes anatômicos:* côndilo medial, côndilo lateral, epicôndilo medial, epicôndilo lateral, tubérculo do adutor, fossa intercondilar, face poplítea, face patelar, linha supracondilar medial, linha supracondilar medial.

Côndilo Lateral (Condyli Fibularis)

Palpação – Primeiramente o examinador deverá localizar a borda lateral da patela e, em seguida, deslizar seu dedo sensitivo lateralmente para sentir o côndilo lateral.

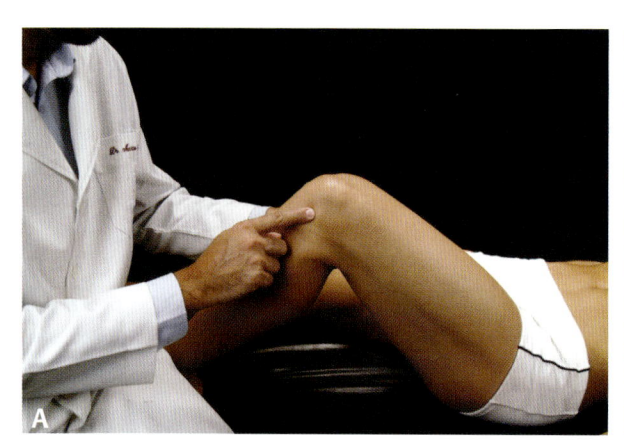

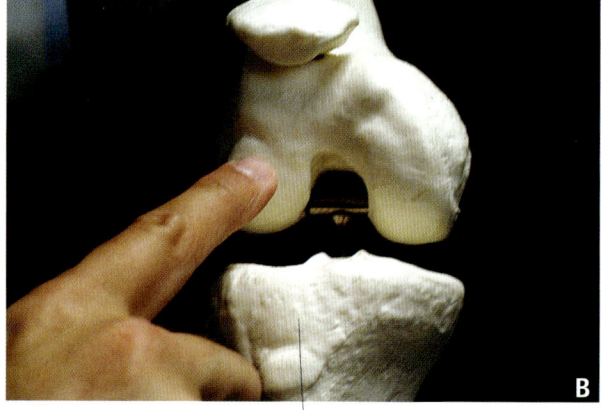

Côndilo Medial (Condyli Tibialis)

Palpação – Após localizar a borda medial da patela, deslizar seu dedo sensitivo medialmente contornando o côndilo medial.

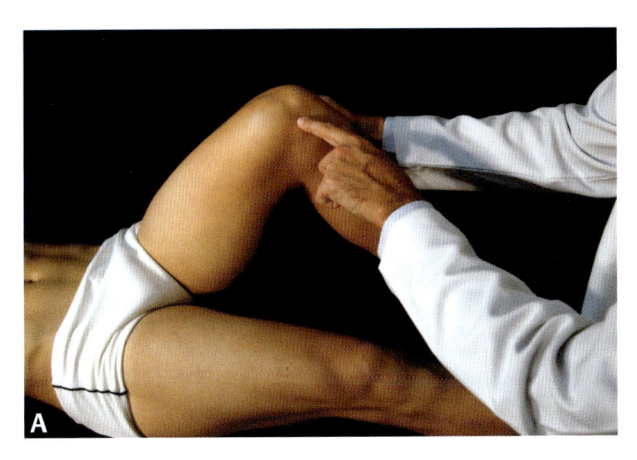

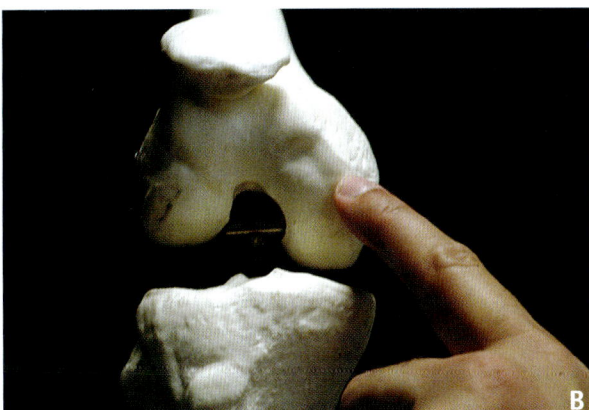

Epicôndilo Lateral (Epicondylus Fibularis)

Palpação – O examinador com seu dedo sensitivo nas epífises distal e lateral do fêmur palpará uma eminência óssea bem proeminente.

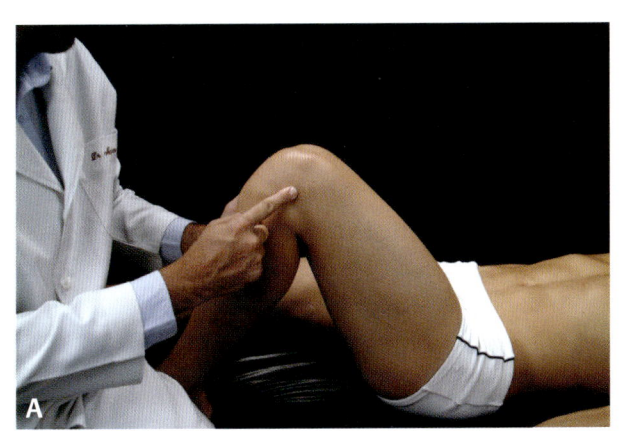

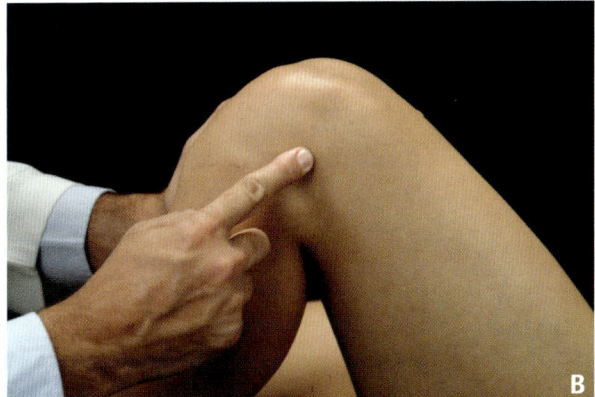

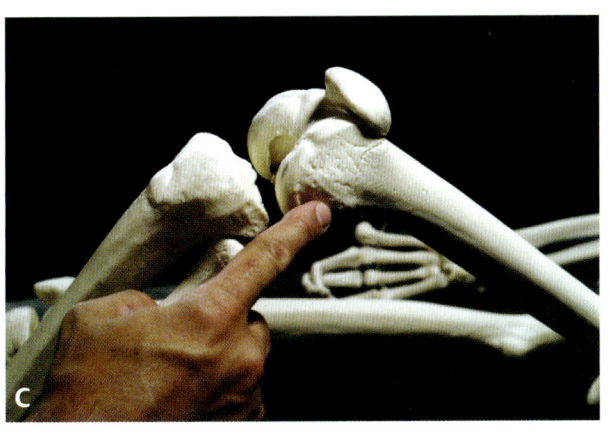

Atenção! Sua porção posterior apresenta uma depressão que é o local de inserção do ligamento colateral fibular ou lateral.

Epicôndilo Medial (Epicondylus Tibialis)

Palpação – O examinador com seu dedo sensitivo nas epífises distal e medial do fêmur palpará no centro do côndilo uma eminência óssea arredondada e discreta.

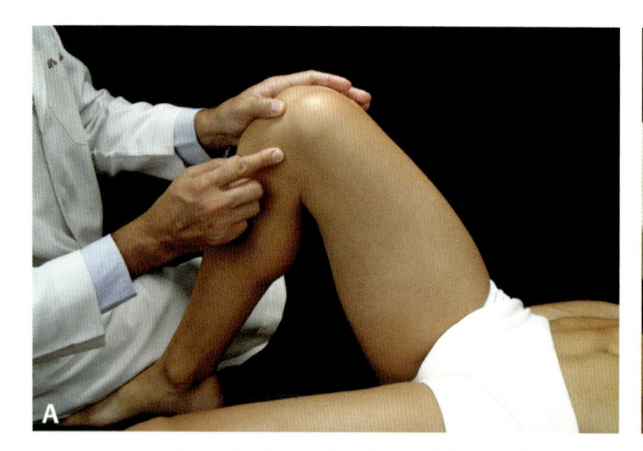

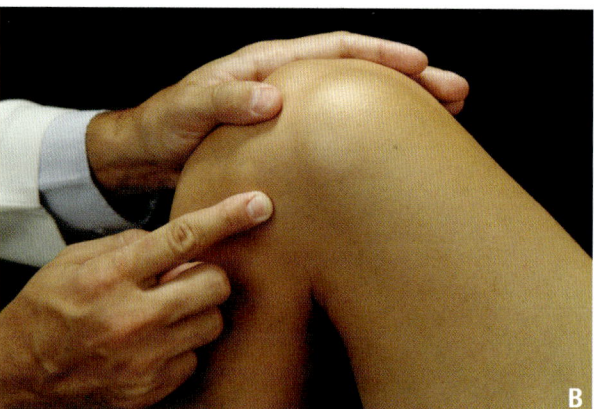

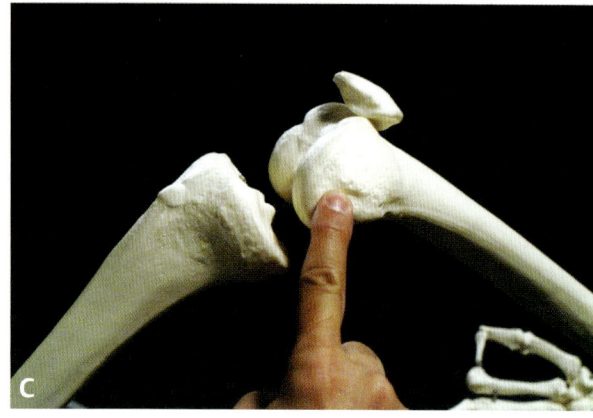

Atenção! Nessa mesma região, encontra-se também o tubérculo do adutor, uma eminência óssea que muitas vezes pode causar enganos.

Tubérculo do Adutor (Tuberculum Adductor)

Palpação – O examinador deslizará seus dedos sensitivos na face medial do joelho acima e atrás do epicôndilo medial, próximo ao contorno do músculo vasto medial, até encontrar uma eminência óssea arredondada bem proeminente.

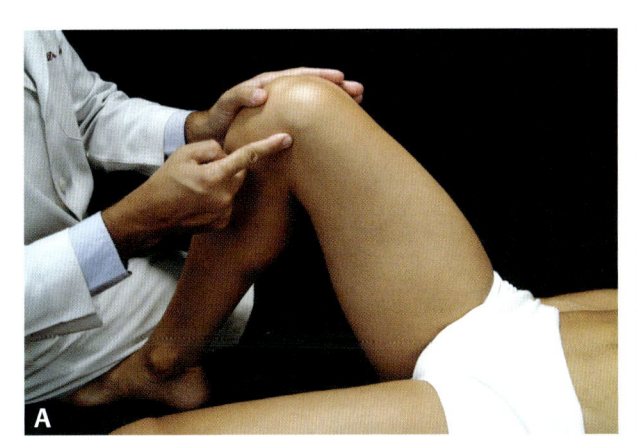

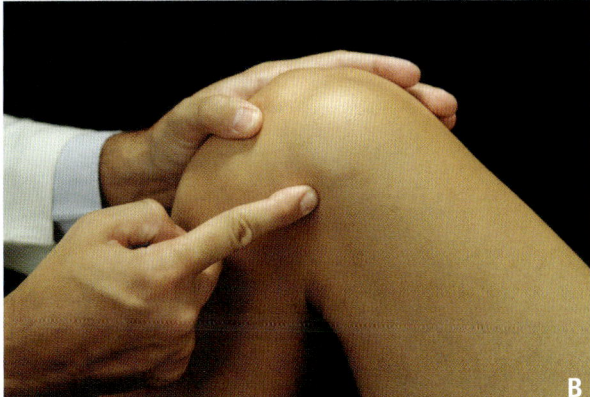

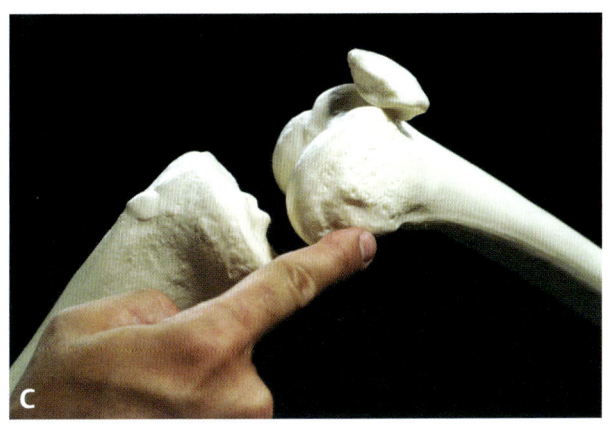

Patela (Patella)

Características – Osso sesamoide volumoso, triangular com um ápice distal e uma base proximal, localizado anteriormente no joelho. Apresenta duas bordas ou margens (medial e lateral), duas superfícies articulares separadas por uma crista que entram em contato com os côndilos do fêmur na flexão do joelho, sendo a face lateral maior que a medial. Sua face anterior é áspera, servindo de fixação para o tendão do quadríceps e para o tendão ou ligamento patelar.

- *Posição anatômica (PA):* base voltada para cima e face áspera anteriormente. A patela tenderá inclinar para um dos lados, aquele lado que se inclinar será o lado correspondente ao do membro.
- *Acidentes anatômicos:* base, ápice, bordas lateral e medial, face áspera, superfícies articulares lateral e medial.

Palpação – Com seus dedos sensitivos, o examinador poderá reconhecer superiormente a base da patela. Partindo desse ponto, o examinador deslizará seu dedo sensitivo para um dos lados para reconhecer suas bordas lateral e medial. Seguindo em sentido distal, o examinador perceberá que as duas bordas se encontraram em um ponto comum, o ápice da patela.

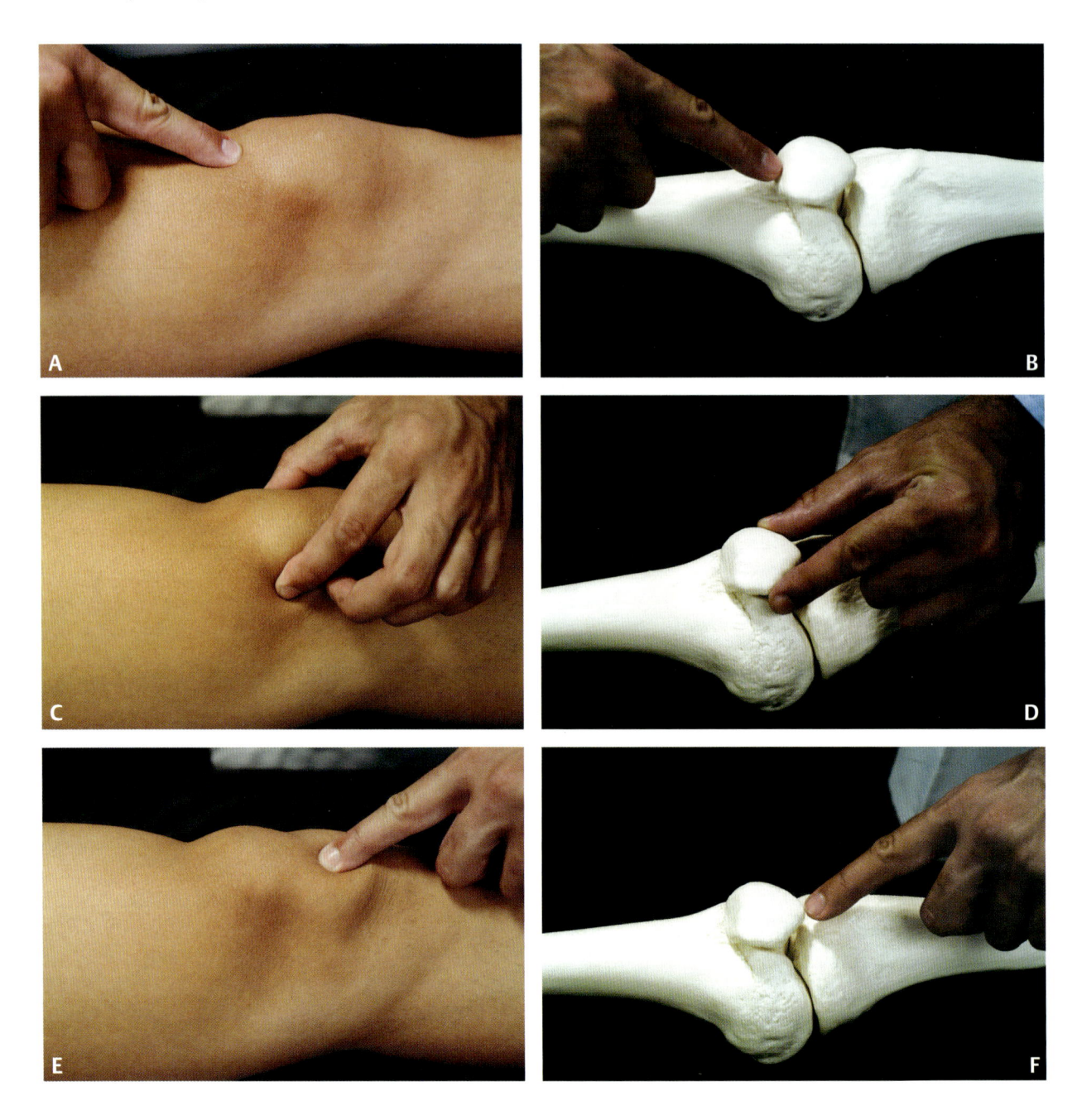

Artrologia

Ligamento Colateral Fibular (Lateral) *(Ligamentum Collaterialia Fibulare)*

Palpação – Tomando como base o tendão patelar, o examinador deslizará seu dedo sensitivo pelo sulco da articulação do joelho lateralmente, até perceber o encontro dos côndilos do fêmur e da tíbia. Colocará seu dedo sensitivo um pouco à frente e solicitará ao paciente que abduza a coxa, ou que faça o número quatro. Em seu dedo perceberá uma estrutura pequena, cilíndrica e rígida.

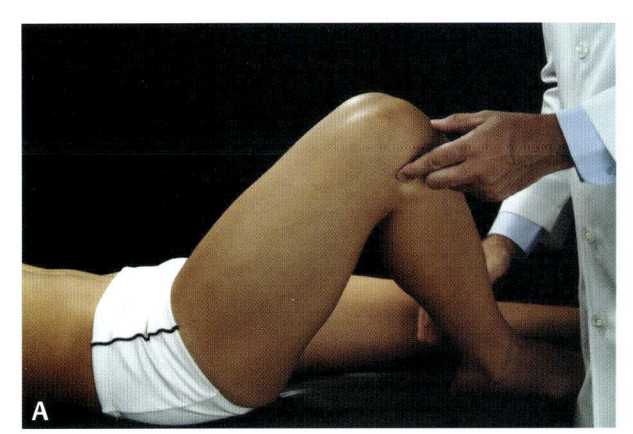

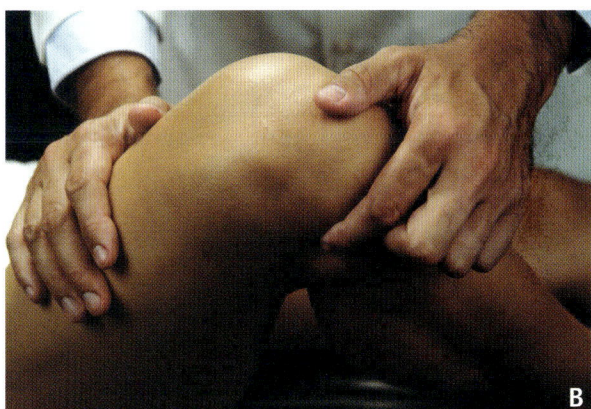

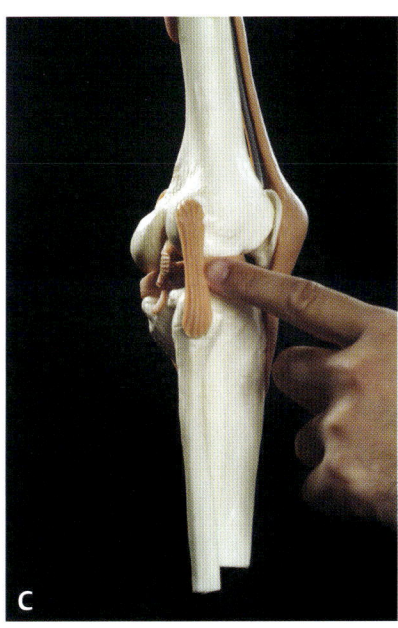

Menisco Lateral *(Meniscus Fibularis)* (ver Vídeo 4-2)

Palpação – O examinador deverá manter o joelho levemente flexionado e estendê-lo gradativamente. Com seu dedo sensitivo na face anterossuperior da tíbia, ao estender o joelho poderá percebê-lo na interlinha articular lateral.

> *Atenção!* Alguns autores não consideram esse menisco palpável.

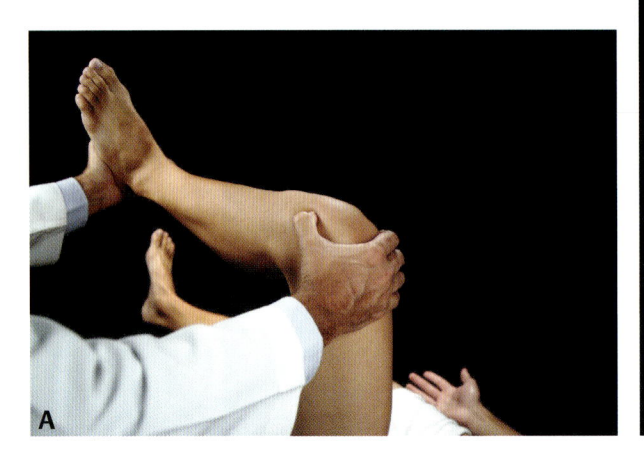

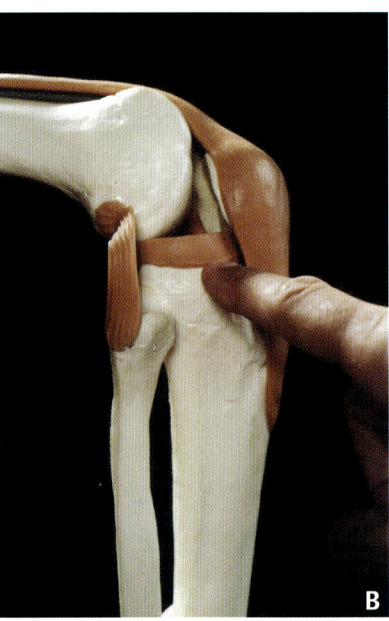

Vasos

Artéria Poplítea *(A. Popliteus)*

Palpação – O pulso da artéria poplítea deverá ser examinado aproximadamente no centro da fossa poplítea, com o 2º e 3º dedos do examinador.

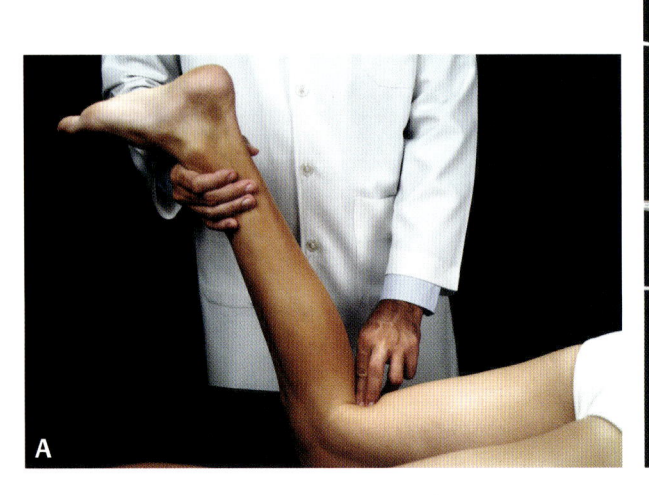

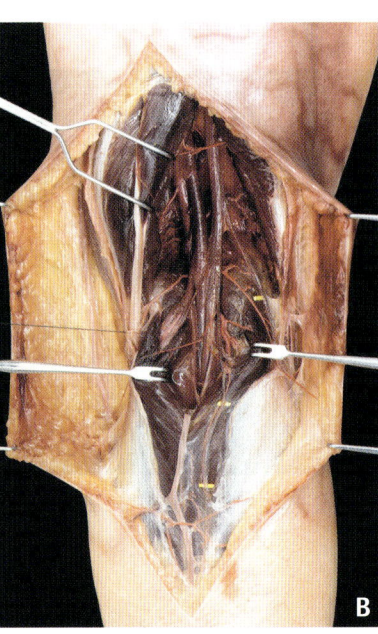

Capítulo 5

ANATOMIA PALPATÓRIA DA PERNA

Considerações Anatômicas 128
Osteologia 128
Miologia 131
Nervos 141

Considerações Anatômicas

A epífise superior da tíbia se destaca por uma formação alargada de osso esponjoso com dois compartimentos que recebem os côndilos femorais, comumente chamado de platô tibial. A fíbula é um osso que não participa diretamente na transmissão do peso corporal, e possui um corpo longo, delgado com muitas inserções musculares, o que lhe permite uma recuperação mais rápida em caso de fraturas por ser altamente vascularizado, e também lhe confere inúmeras variações.

Osteologia

Tíbia (Tíbia)
Tuberosidade Anterior da Tíbia (TAT) (Tuberositas Tibiae)

Palpação – O examinador deverá seguir com seu dedo sensitivo o tendão patelar até sua inserção distal, onde encontrará uma eminência óssea bem proeminente.

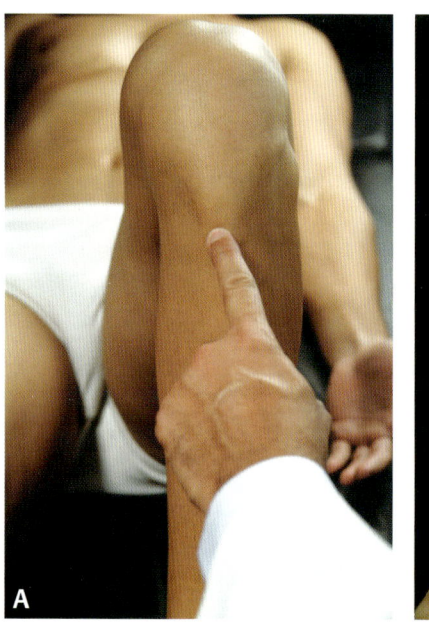

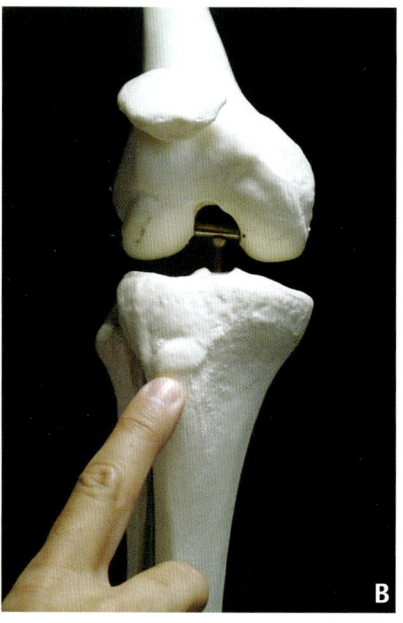

Margem Anterior (Crista Anterior)

Palpação – A estrutura é diretamente palpável, para isso o examinador deverá posicionar seus dedos sensitivos abaixo da tuberosidade anterior da tíbia e, em sentido caudal, deslizá-los.

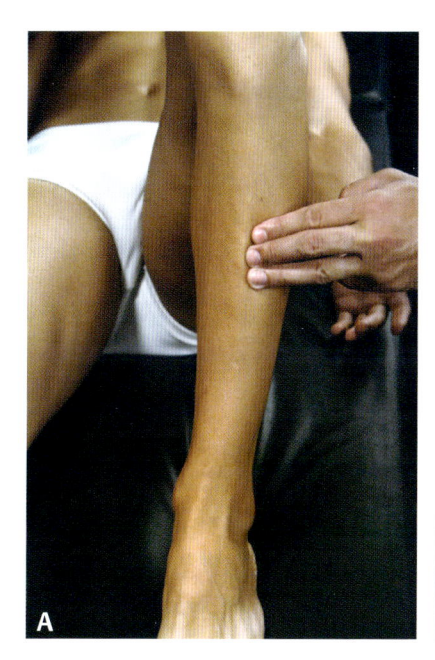

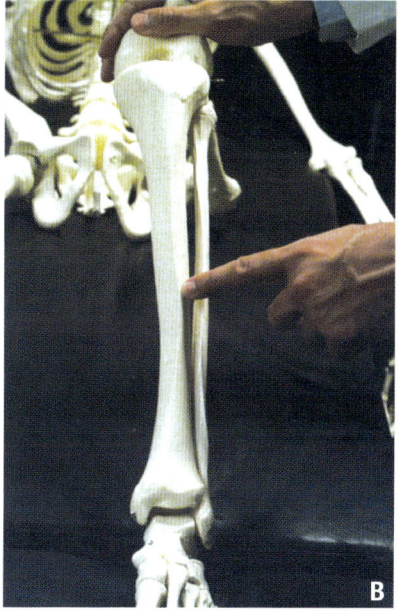

Impressão para o Trato Iliotibial (Tubérculo de Gerdy) (Tuberositas Tractus Iliotibialis)

Palpação – Com seu 4º dedo na tuberosidade anterior da tíbia, seu 2º dedo na cabeça da fíbula, o 3º dedo cairá automaticamente sobre o acidente ósseo.

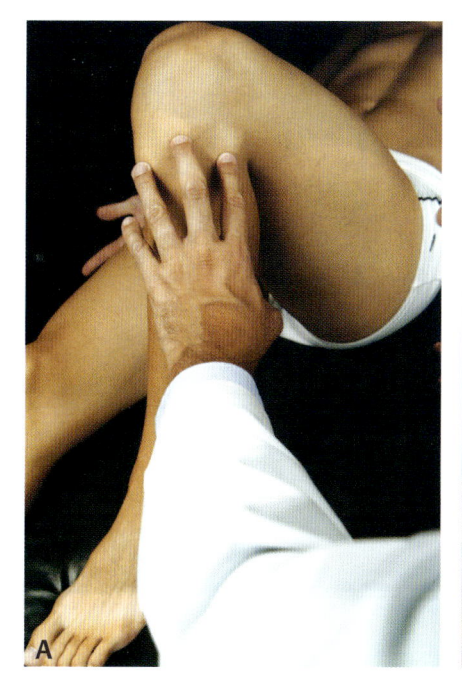

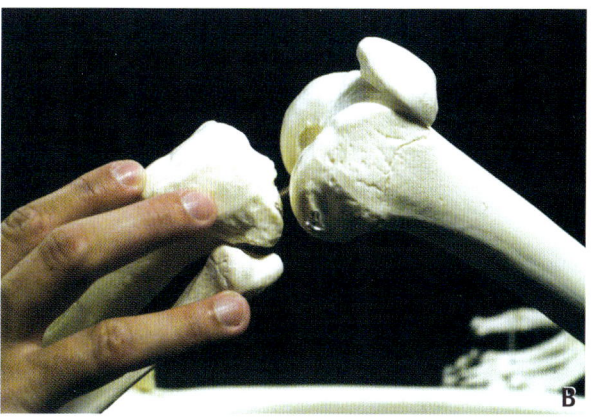

Fibular Curto (Fibularis Brevis) (ver Vídeo 5-3)

Características – Músculo bipeniforme localizado na região lateral da perna e encoberto pelo músculo fibular longo. Sua origem está nos dois terços inferiores da face lateral da fíbula. Suas fibras se convergem para uma lâmina tendinosa por detrás do músculo fibular longo, contornando o maléolo lateral, passa ao lado da tróclea fibular para se inserir na base do quinto metatarso. Sua ação é a de flexão plantar e eversão do pé. É inervado pelo nervo fibular superficial, raízes de L5, S1 e S2.

Palpação – O examinador colocará um dedo abaixo e ao lado do músculo fibular longo. Solicitará ao paciente um movimento de eversão do pé. Pode-se acompanhar o seu trajeto atrás do músculo fibular longo no terço distal da face lateral da perna, até a borda lateral do pé na base do 5º metatarso.

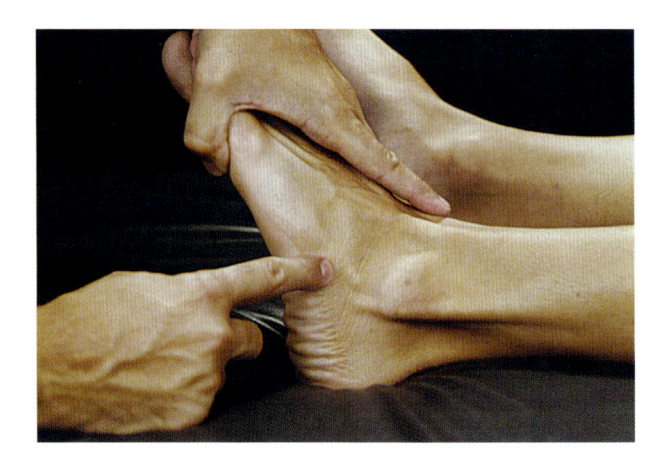

Grupo Posterior
Tríceps da Perna (Triceps Surae)

Grupo de músculos superficiais posteriores da perna que forma uma massa muscular poderosa. O grande tamanho destes músculos é uma característica humana que está diretamente relacionada com nossa postura ereta. Estes músculos são fortes e pesados, pois sustentam e movem o peso do corpo. (MOORE)

Gastrocnêmio (Gastrocnemius)

Características – Músculo mais superficial da região posterior da perna, constituído por dois ventres musculares, é o principal músculo da panturrilha. Sua origem se dá na face lateral do côndilo lateral; e na parte superior do côndilo medial. Seus ventres musculares se convergem para uma lâmina tendinosa superficial onde terminam em um tendão longo, forte e robusto que se insere na tuberosidade do calcâneo. Sua ação é a de flexão plantar quando o joelho está estendido, e participa da flexão da perna na articulação do joelho. É inervado pelo nervo tibial, raízes de S1 e S2.

Palpação – O examinador, com uma das mãos no calcâneo e antebraço apoiado na face plantar do paciente, solicita o movimento de flexão plantar. Com a outra mão, examinará e perceberá o ventre muscular medial e lateral.

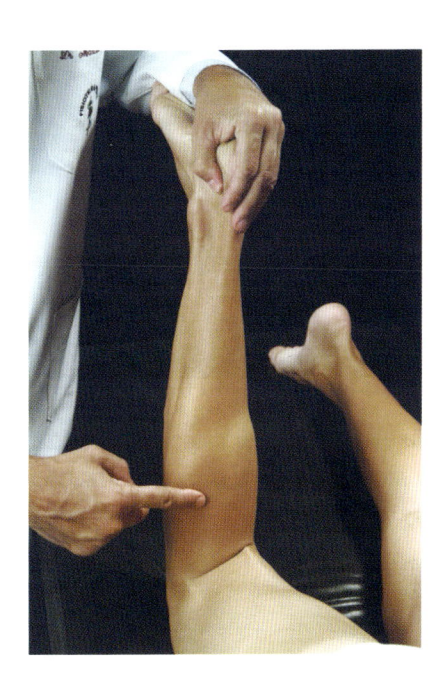

Flexor Longo dos Dedos (Flexor Digitorum Longus)

Características – Localizado profundamente na região posterior da perna, logo abaixo do músculo solear. Tem sua origem na face posterior da tíbia e por um largo tendão na fíbula. Suas fibras se dirigem a um tendão que passa por cima do ligamento deltoide e pela borda interna do sustentáculo do tálus, para se inserir na base das falanges distais dos quatro últimos dedos. Sua ação é a de flexionar os quatros últimos dedos e auxiliar na flexão plantar. É inervado pelo nervo tibial, raízes de S2 e S3.

Palpação – Com uma das mãos o examinador resistirá ao movimento de flexão dos dedos, e com os dedos sensitivos da outra mão posteriormente ao tendão do músculo tibial posterior.

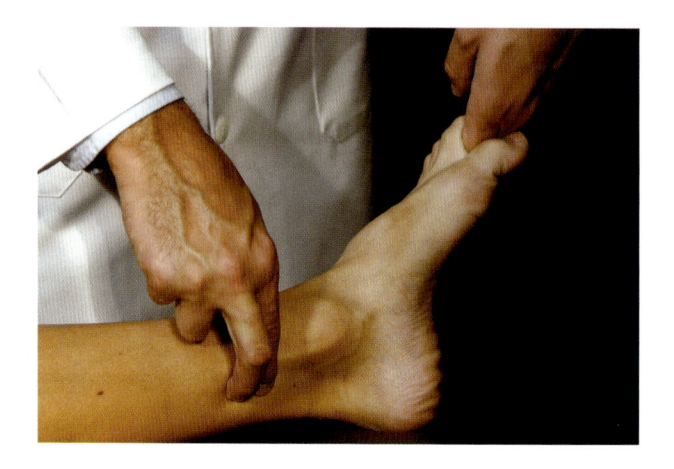

Flexor Longo do Hálux (Flexor Hallucis Longus)

Características – Músculo largo, localizado na região posterior da perna e músculo tibial posterior. Sua origem se dá na face posterior da fíbula nos 2/3 inferiores; e na parte inferior na membrana interóssea. Posteriormente ao maléolo medial, apresenta um tendão cilíndrico que terminará se inserindo na base da falange distal do hálux. Atua como flexor do hálux e auxilia na flexão plantar. É inervado pelo nervo tibial, raízes de S2 e S3.

Palpação – O examinador solicitará ao paciente movimento de flexão do hálux contra a resistência. O indicador do examinador estará situado no sulco retromaleolar medial à frente do tendão do calcâneo.

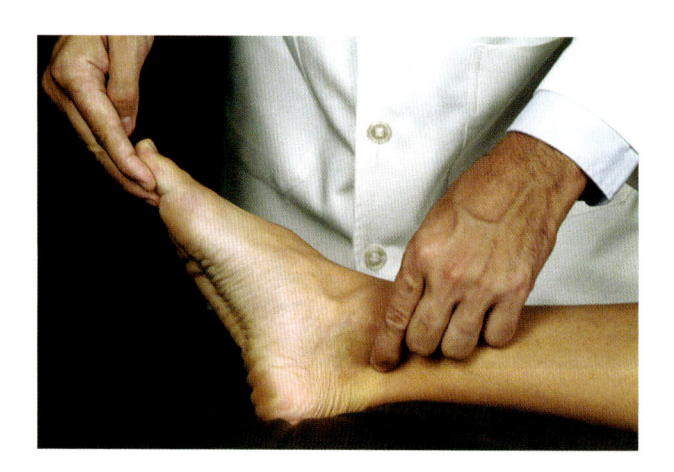

Nervos

Nervo Fibular *(N. Fibularis)*

Palpação – O examinador com seu dedo indicador palpará primeiramente a cabeça da fíbula, logo em seguida, deslizará seu dedo inferiormente até que se encaixe em um sulco, que corresponderá ao colo da cabeça da fíbula. O examinador deverá perceber uma estrutura rígida semelhante a uma "corda".

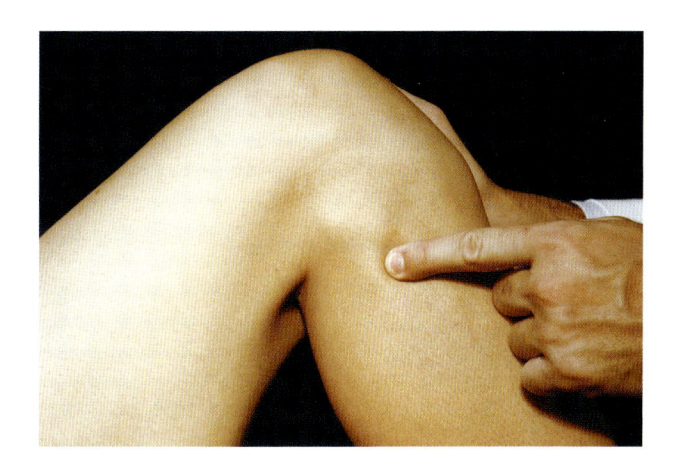

Capítulo 6
ANATOMIA PALPATÓRIA DO TORNOZELO E DO PÉ

Considerações Anatômicas 144

Osteologia 144

Artrologia 154

Miologia do Pé 163

Vasos 169

Considerações Anatômicas

Constituído por pelo menos 26 ossos, 34 articulações e 13 músculos distribuídos pelo dorso do pé e 3 camadas na região plantar. Com esta riqueza de estruturas numa pequena região, o pé é capaz de alterar sua forma num único passo, ora sustentando o peso do corpo, ora se moldando em superfícies irregulares.

Osteologia

Tornozelo
Tíbia (Tíbia)
Maléolo Medial *(Malleolus Tibiae)*

Palpação – O examinador com seus dedos sensitivos pela margem anterior da tíbia deslizará pela epífise distal até encontrar medialmente uma proeminência óssea volumosa.

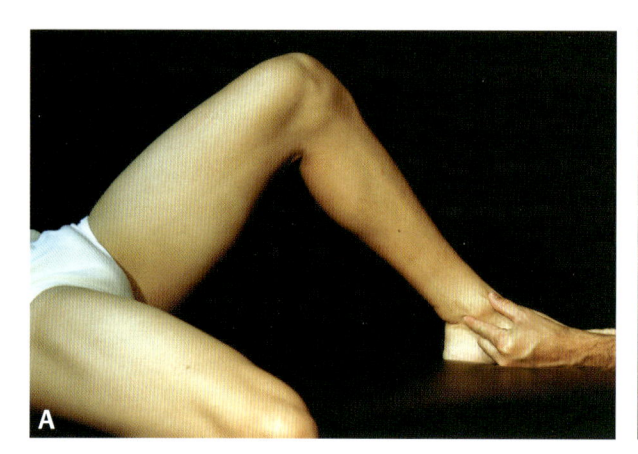

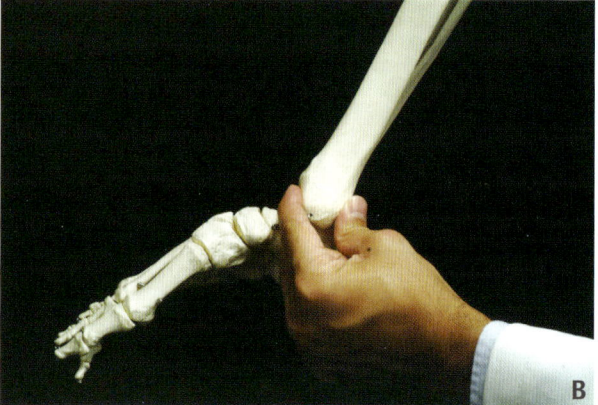

Fíbula (Fíbula)
Maléolo Lateral *(Malleolus Fibulae)*

Palpação – O examinador com seus dedos sensitivos na face lateral da fíbula e 1/3 distal, deslizará palpando até encontrar a proeminência óssea bem aparente e volumosa.

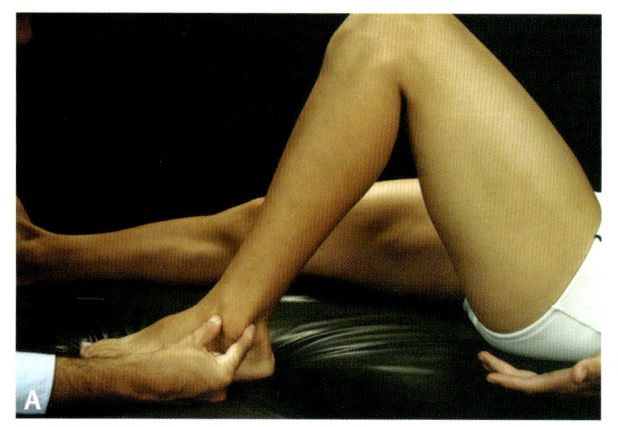

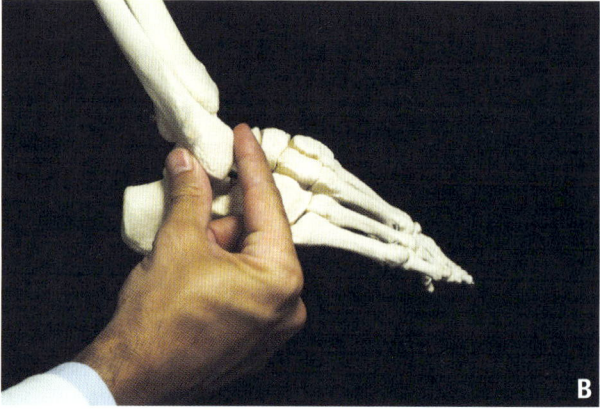

Pé *(pedis)*
Ossos do Tarso Posterior (Ossa Tarsus Posterius)
Calcâneo *(Calcaneus)*

Palpação – O examinador com seus dedos sensitivos em forma de pinça deverá encontrar uma estrutura óssea, onde poderá palpar suas bordas.

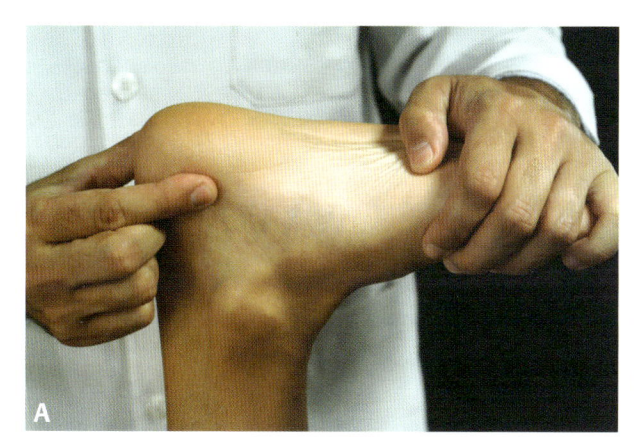

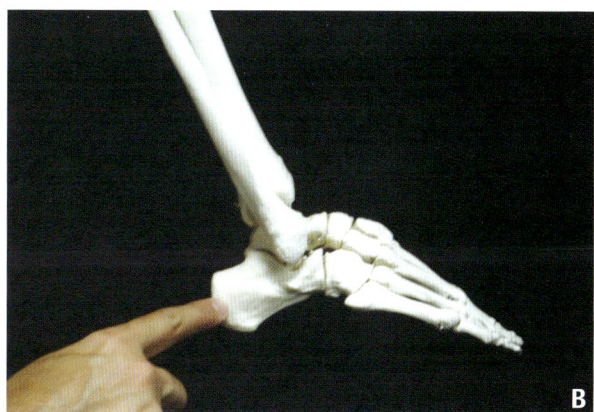

Tróclea Fibular (Processus Trochlearis)

Palpação – O examinador colocará o indicador no ápice do maléolo lateral, e o 3º dedo se posicionará imediatamente ao seu lado inferiormente, para que possa sentir uma pequena saliência.

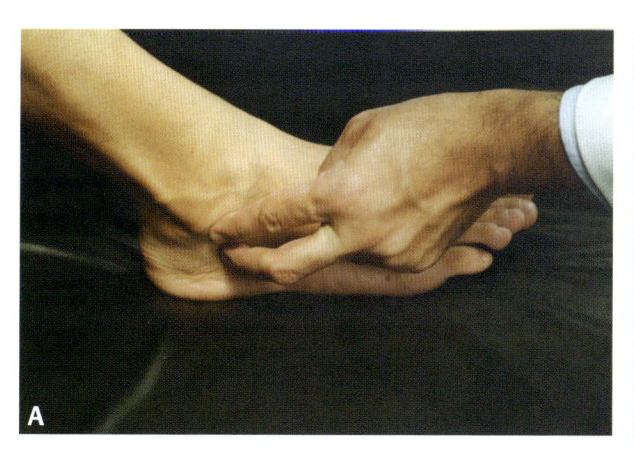

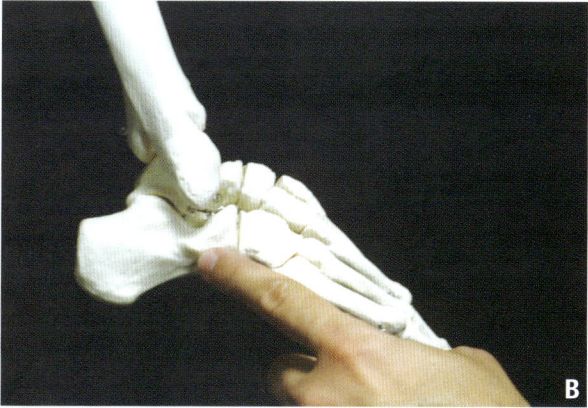

Tróclea (Trochlearis)

Palpação – O examinador colocará suas mãos da seguinte forma: 1) os polegares na face plantar; 2) indicadores entre os tendões musculares do tibial anterior e extensor longo dos dedos. Com movimentos passivos de dorsiflexão e flexão plantar, o examinador introduzirá seus indicadores nesse espaço para que possa palpar e sentir uma superfície lisa.

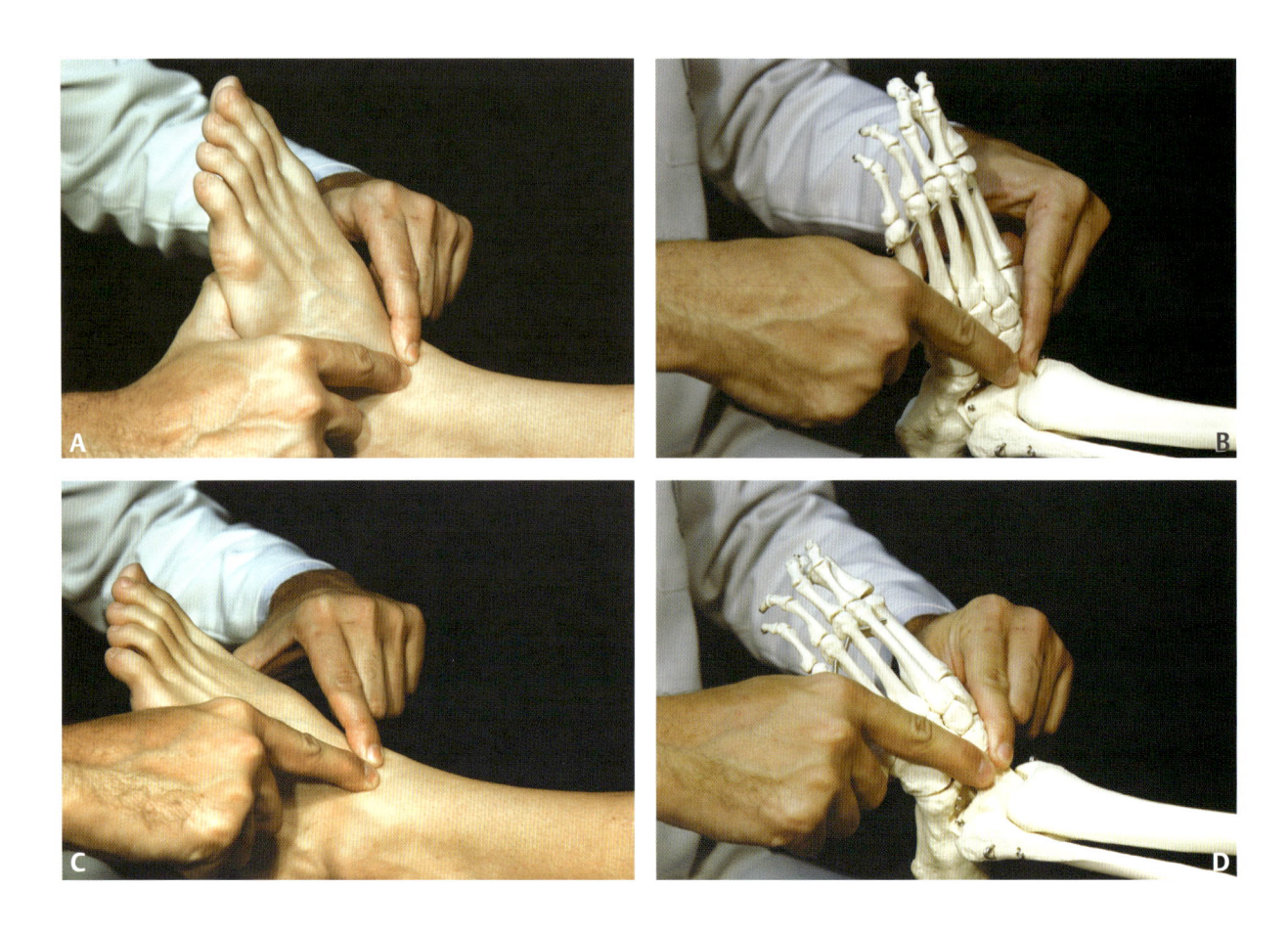

Tubérculo Medial ou Processo Posterior (Processus Posterior)

Palpação – O examinador colocará um dedo no ápice do maléolo medial e um segundo dedo logo ao lado do primeiro posteriormente. Ao palpar com seu segundo dedo perceberá uma pequena proeminência óssea.

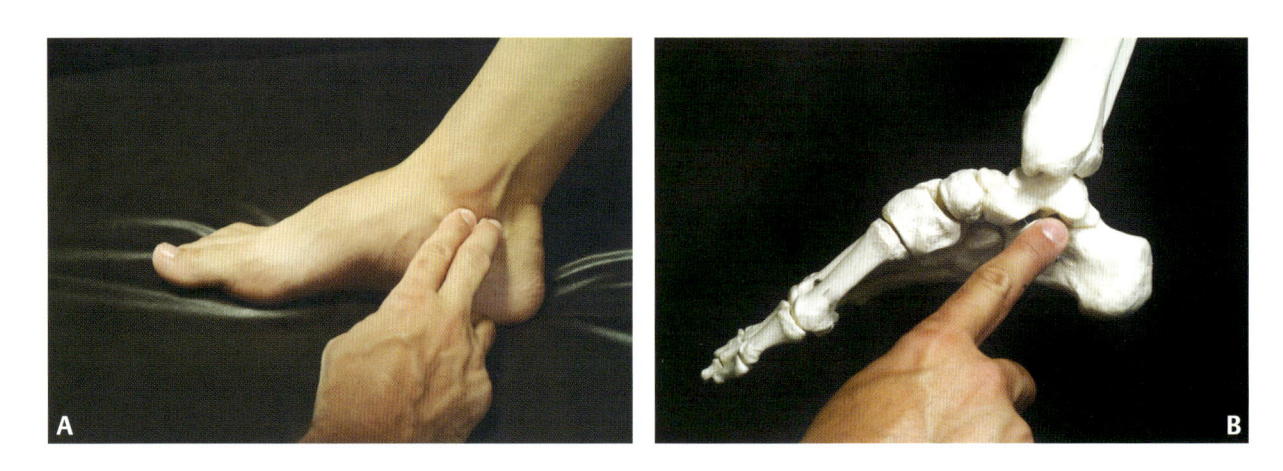

Ossos do Tarso Anterior (Ossa Tarsus Anterius)
Navicular *(naviculare)*

Palpação – O examinador deverá primeiramente localizar a margem anterior da tíbia. Em seguida, deslizará seus dedos em direção ao dorso do pé até encontrar uma saliência óssea.

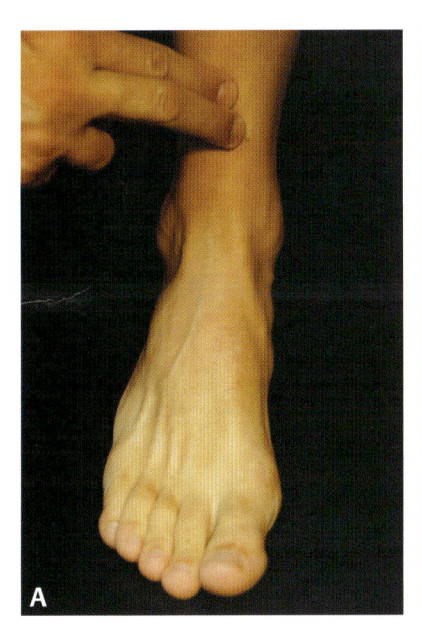

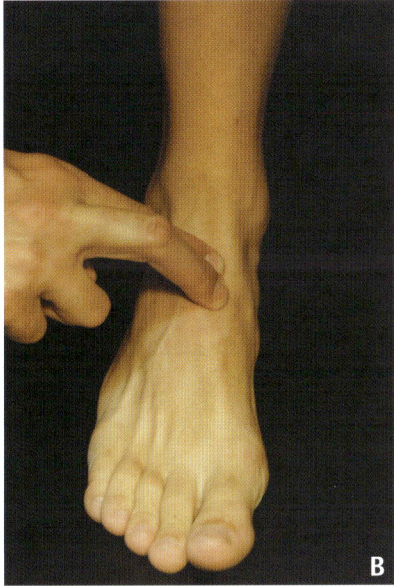

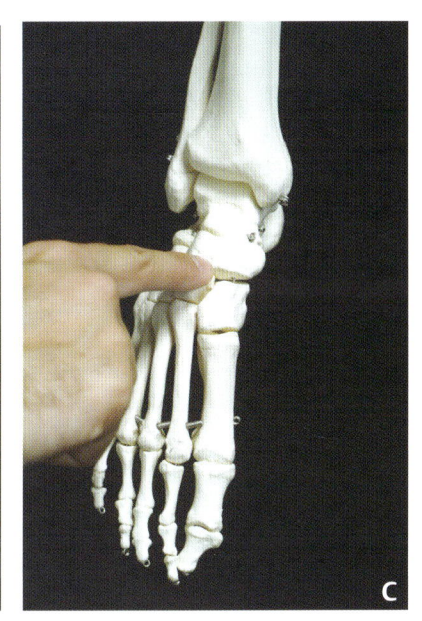

Tuberosidade do Osso Navicular (Tuberositas Ossis Navicularis)
1º Acesso

Palpação – Primeiramente o examinador deverá localizar o tendão do músculo tibial posterior e, em seguida, deverá palpá-lo até sua inserção. Para isso, o examinador poderá solicitar uma inversão do pé resistida.

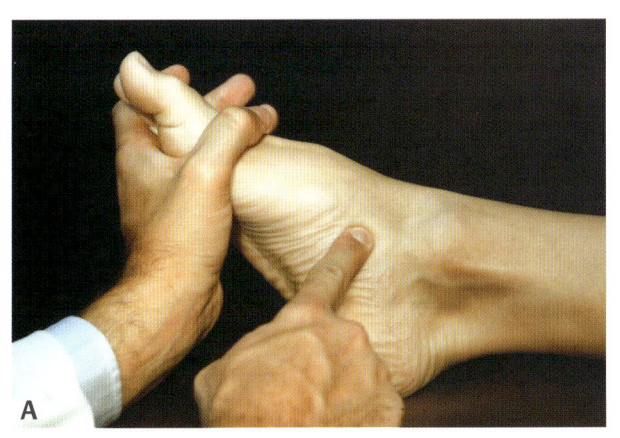

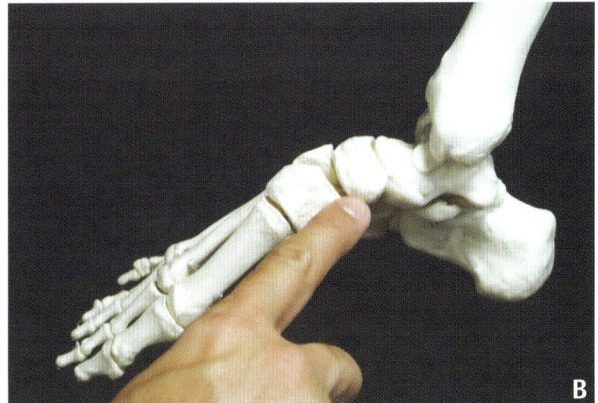

2º Acesso

Palpação – O examinador posicionará o seu dedo indicador um pouco à frente e abaixo do maléolo medial, e em seguida colocará o seu 2º e 3º dedos ao lado e um pouco mais abaixo obliquamente. O examinador perceberá uma proeminência óssea.

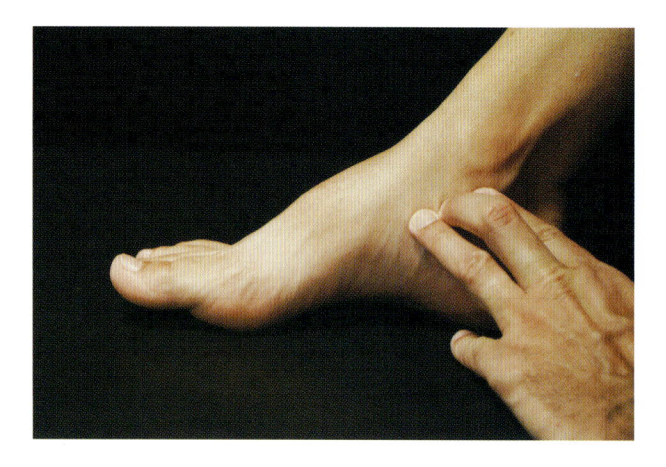

Cuboide *(Cuboides)*

1º Acesso

Palpação – O examinador poderá traçar uma linha imaginária lateral partindo do osso navicular para a base do 5º metatarso, um pouco acima estará sobre o osso cuboide.

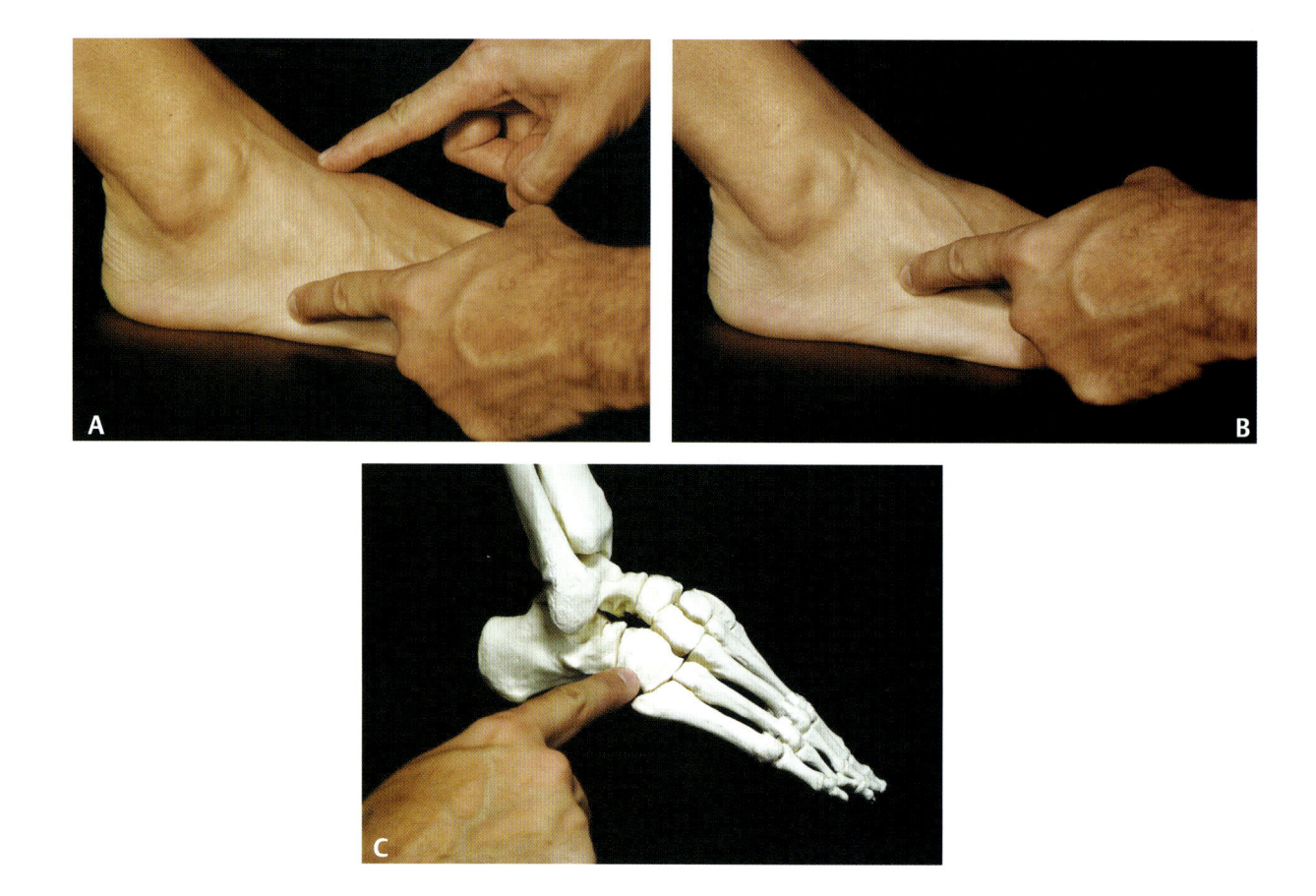

2º Acesso

Palpação – O examinador poderá tirar como parâmetro a base do 5º metatarso. Posterior e ligeiramente acima, localizará a face superior do osso cuboide.

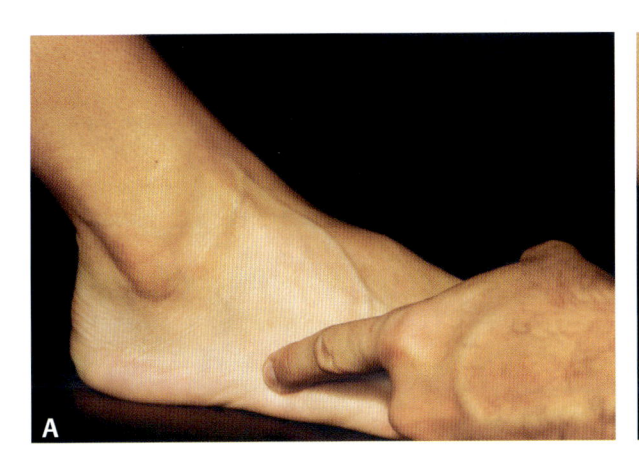

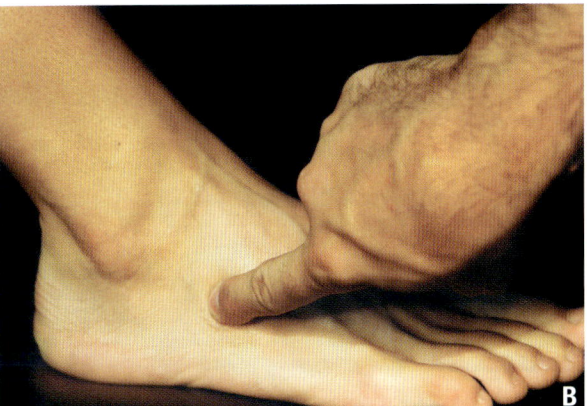

Cuneiforme* *(Cuneiformia)*
Medial (Primum)

1º Acesso

Palpação – O examinador com um dedo localizará a tuberosidade do osso navicular, ao lado desse, um segundo dedo deslizará anteriormente onde encontrará uma depressão e uma tuberosidade óssea.

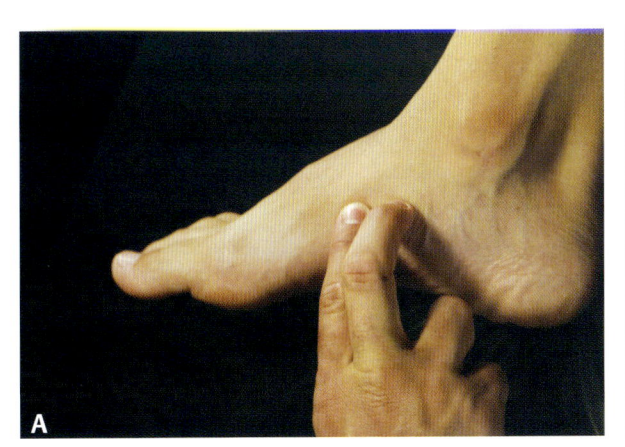

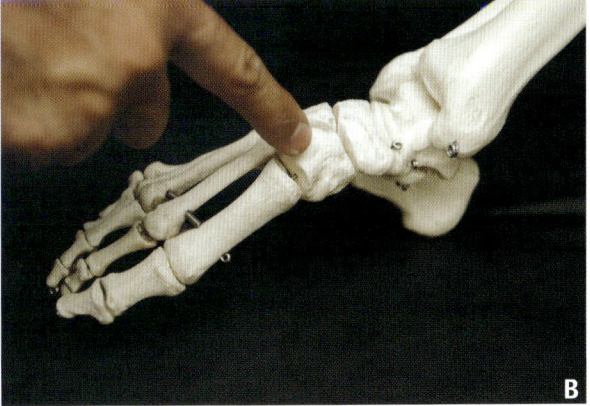

---

*Os ossos cuneiformes, quando traduzidos para o latim, recebem denominações diferentes ao que vemos no texto em português.

2º Acesso

Palpação – O examinador com uma das mãos no dorso e face medial do pé solicita uma dorsiflexão associada a uma inversão de pé para evidenciar o tendão muscular do tibial anterior. Logo, o examinador com a outra mão palpará esse tendão até sua inserção onde perceberá uma protuberância óssea.

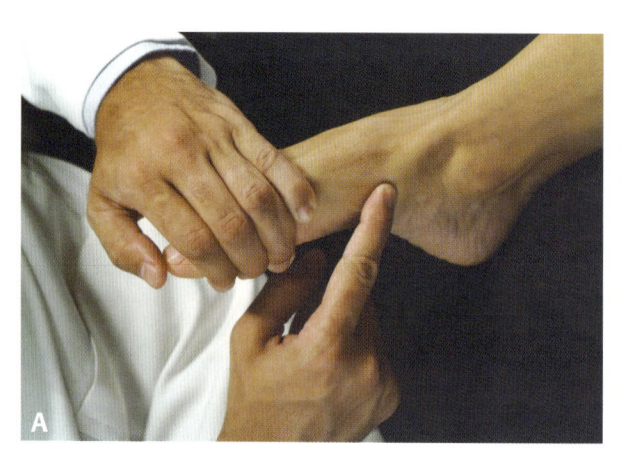

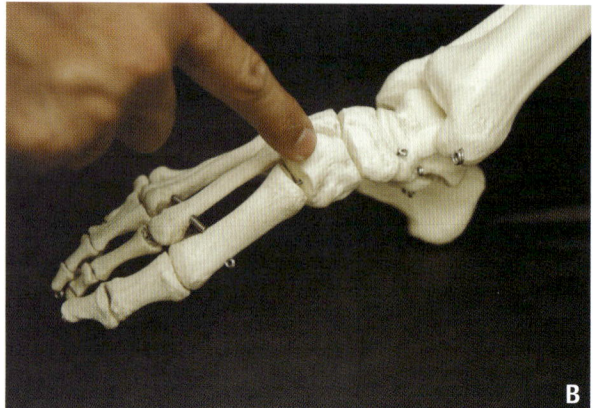

Intermédio e Lateral (Secundum et Tertium)

Palpação – O examinador solicitará uma extensão do hálux ao paciente. Com seus dedos sensitivos lateralmente ao tendão, o examinador palpará o osso cuneiforme intermédio e lateralmente a esse, o cuneiforme lateral.

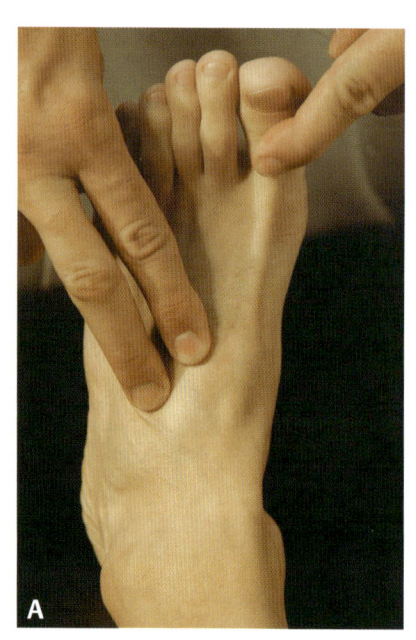

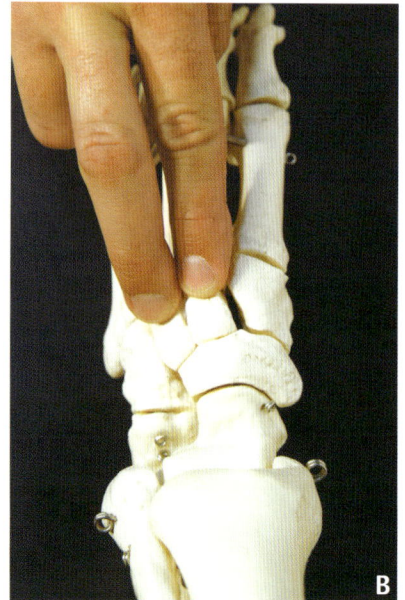

Metatarsos (Metatarsi)

1º Acesso

Palpação – O examinador sustentará os dedos do paciente em extensão com uma de suas mãos. Com os dedos na face plantar, deverá palpar a cabeça do 1º ao 5º metatarso.

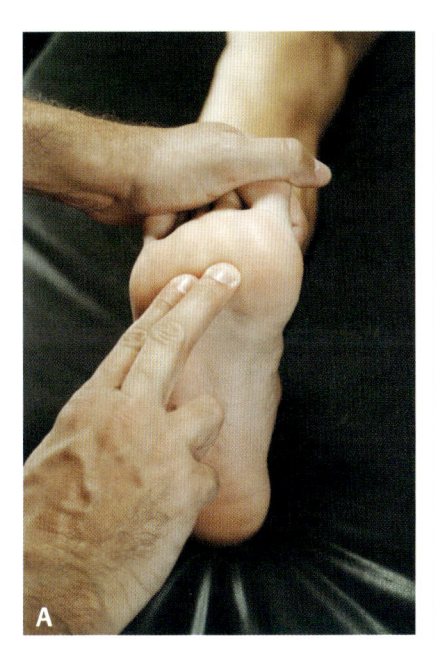

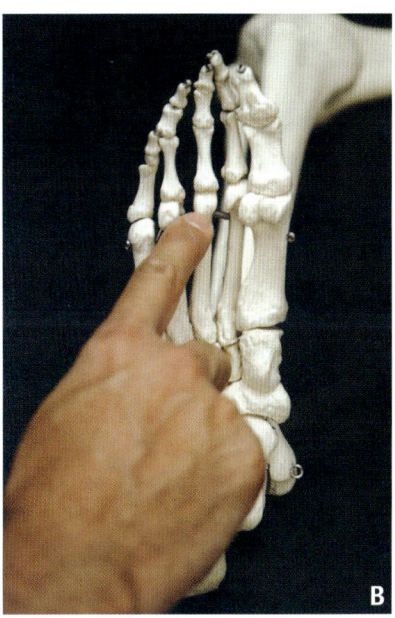

2º Acesso

Palpação – O examinador colocará suas mãos da seguinte forma: 1) encaixar o polegar na cabeça do metatarso pela face plantar e indicador pelo dorso do pé; 2) com os dedos indicados fará os movimentos de flexão e extensão.

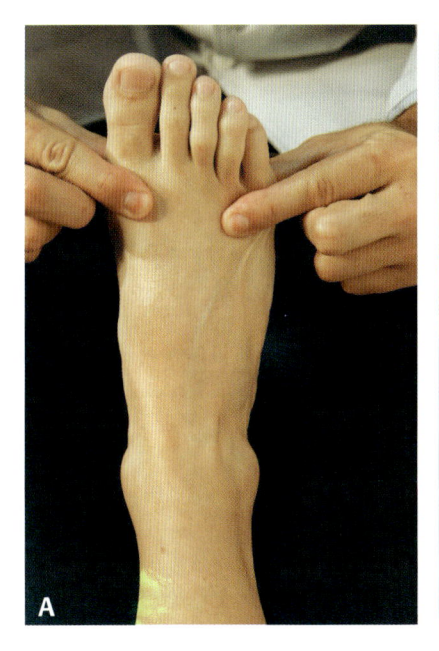

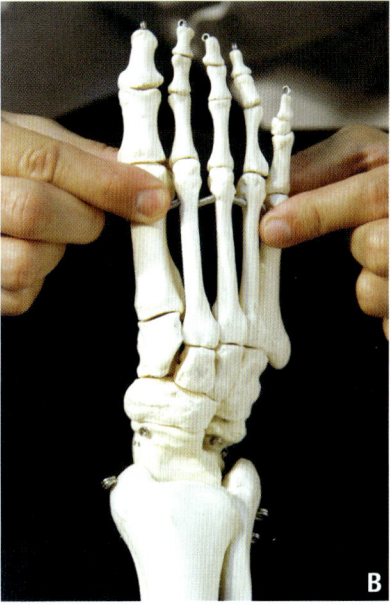

Tuberosidade do 5º Dedo ou Base do 5º Metatarso *(Tuberositas Ossis Metatarsi V)*

Palpação – O examinador com uma das mãos resistirá ao movimento de eversão do pé para evidenciar o tendão muscular do fibular curto. Com a outra mão, poderá seguir esse tendão até sua inserção.

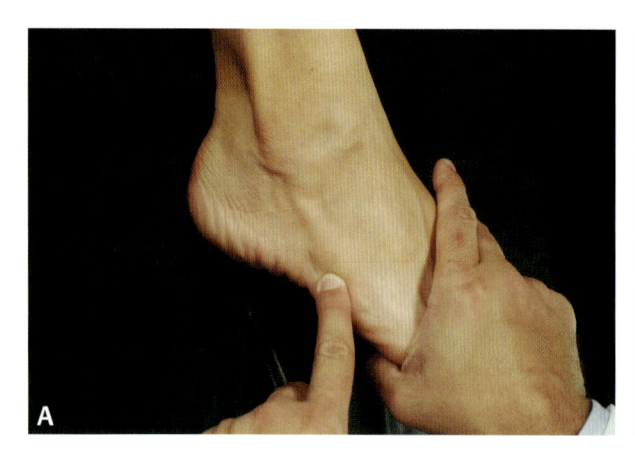

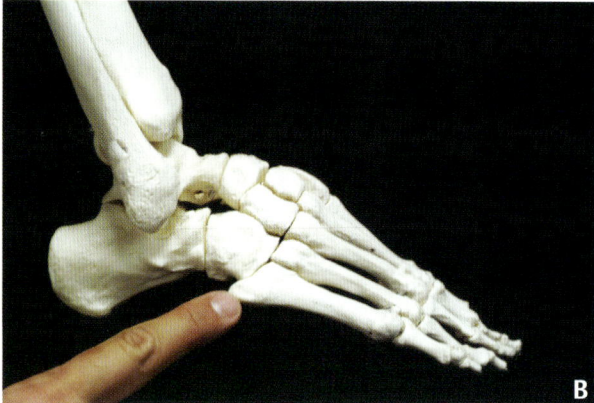

ARTROLOGIA

Articulação Tibiofibular *(Articulus Tibiofibularis)*

- *Tipo de articulação:* fibrosa sindesmose.
- *Movimentos:* não realiza movimentos.

Palpação – O examinador posicionará um de seus dedos na epífise distal da fíbula um pouco acima do maléolo e colocará um segundo dedo ao seu lado e à frente, onde perceberá a articulação e indiretamente o ligamento tibiofibular anterior.

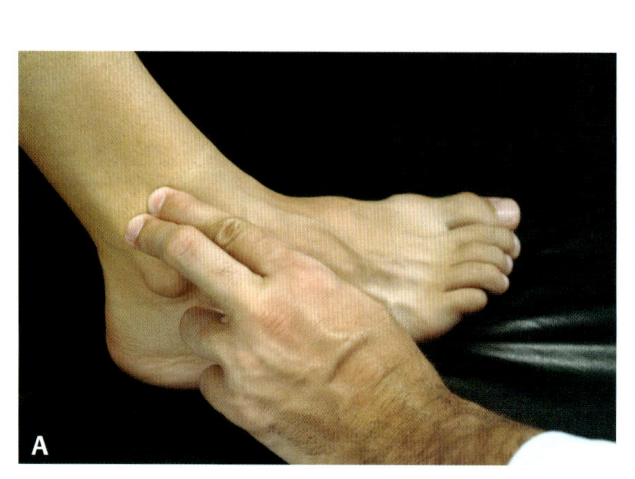

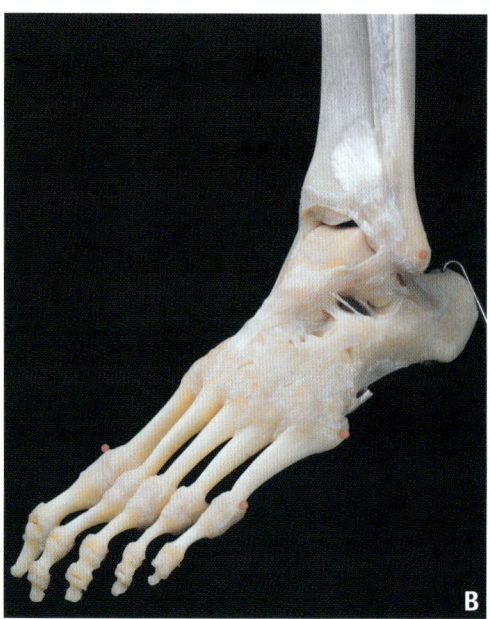

Articulação Talocrural ou Tibiotársica (Tornozelo) *(Articulus Talocruralis)*

- *Tipo de articulação:* sinovial.
- *Classificação morfológica:* gínglimo.
- *Classificação funcional:* monoaxial.
- *Movimentos:* dorsiflexão e flexão plantar.

Cápsula Fibrosa

Palpação – Primeiramente o examinador deverá localizar os tendões musculares do tibial anterior e extensor longo dos dedos e, em seguida, posicionar seus dedos da seguinte forma: com o dedo indicador entre os tendões e polegares na face plantar, realizará movimentos de dorsiflexão e flexão plantar. Com esses movimentos os indicadores perceberão facilmente a estrutura.

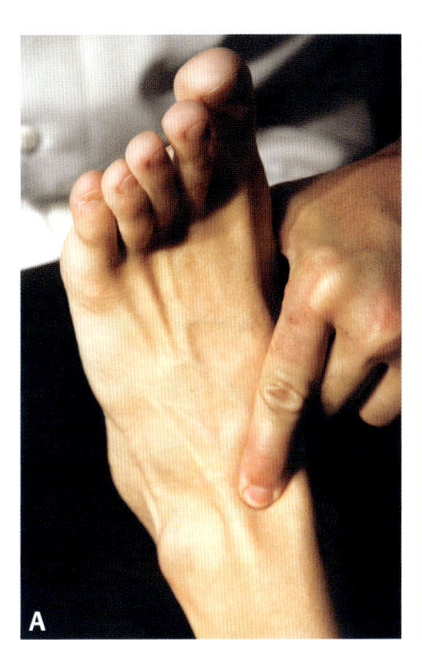

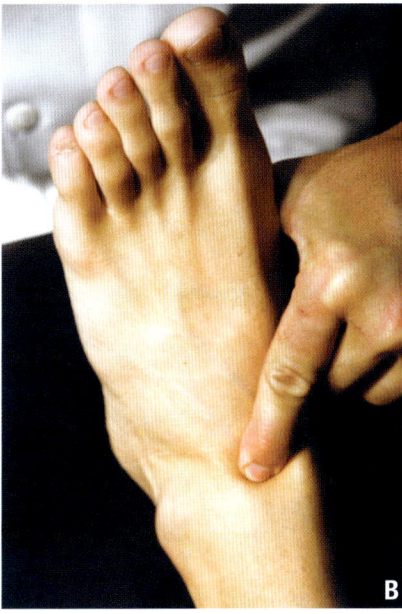

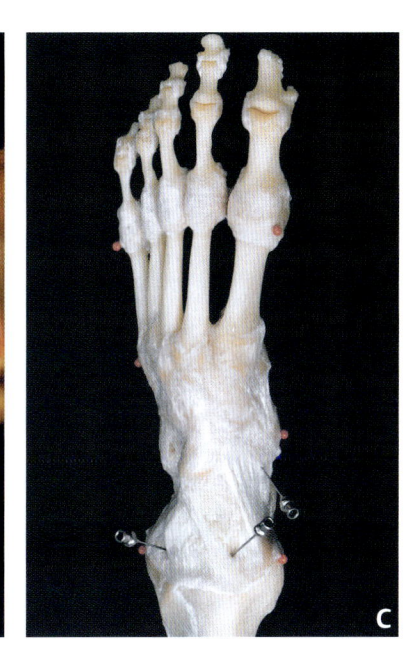

Ligamento Colateral Lateral

Ligamento Tibiofibular Anterior *(Ligamentum Tibiofibulare Anterius)*

Palpação – O examinador com um dedo na extremidade inferior da fíbula, e um segundo dedo na borda anterior. Com a outra mão o examinador irá fazer uma inversão no pé do paciente. No momento em que estiver em inversão, o dedo do examinador estará sobre o ligamento.

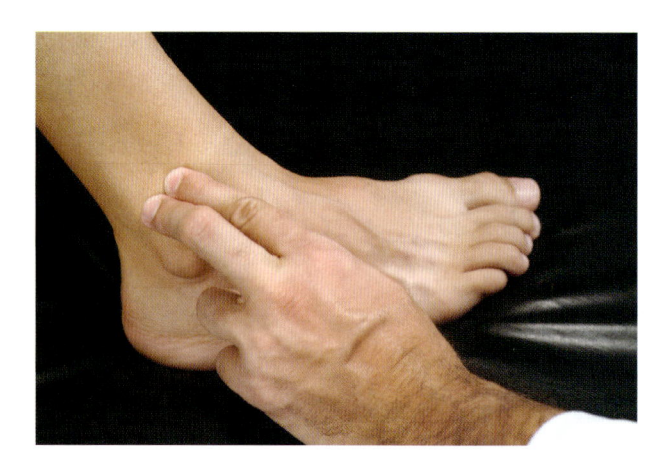

Ligamento Tibiofibular Posterior *(Ligamentum Tibiofibulare Posterius)*

Palpação – O examinador deslizará seu dedo sensitivo a partir da extremidade inferior da fíbula posteriormente.

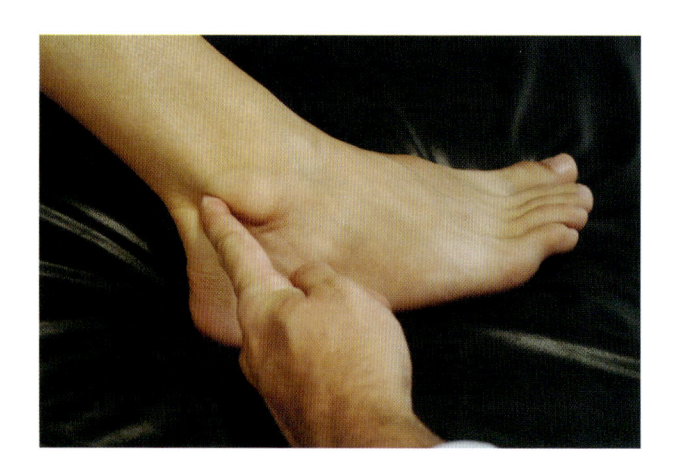

Ligamento Calcaneofibular *(Ligamentum Fibulocalcaneare)* (ver Vídeo 6-1)

Palpação – O examinador irá segurar o pé do paciente e realizará movimentos de inversão passiva para evidenciar o ligamento, e com seu dedo indicador no ápice da extremidade inferior da fíbula poderá palpá-lo.

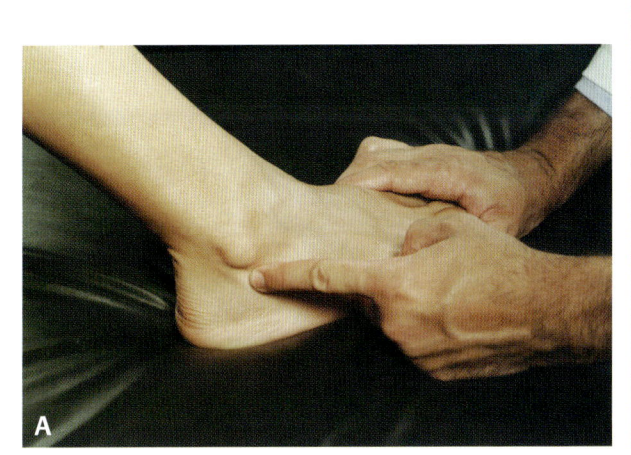

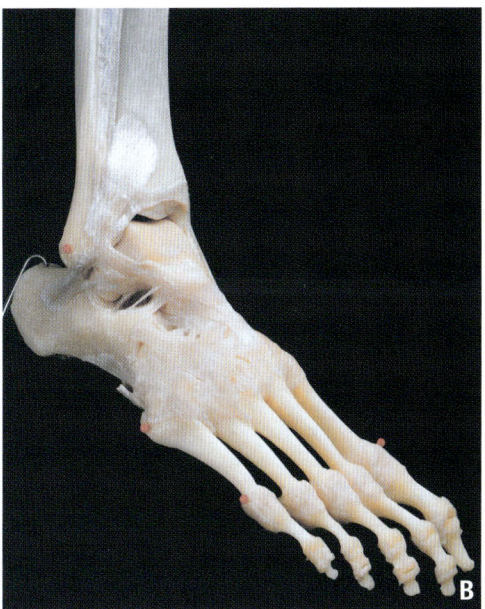

Ligamento Colateral Medial
Ligamento Deltoide *(Ligamentum Deltoides)*

Palpação – O examinador fará uma eversão no pé do paciente para evidenciar a estrutura. Com sua mão sensitiva imediatamente abaixo do maléolo medial, poderá palpar as porções do ligamento deltoide, mas sem discriminá-los.

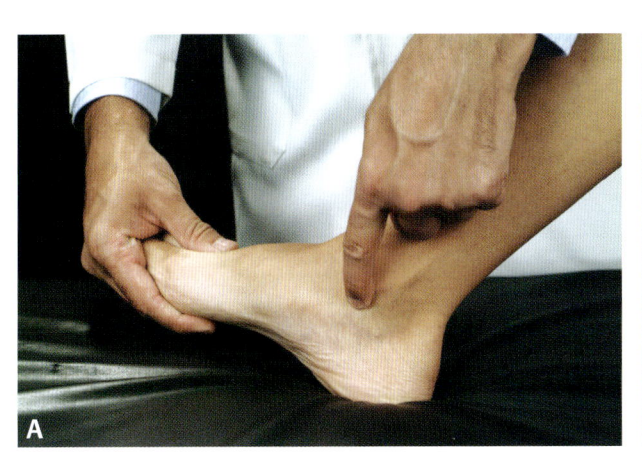

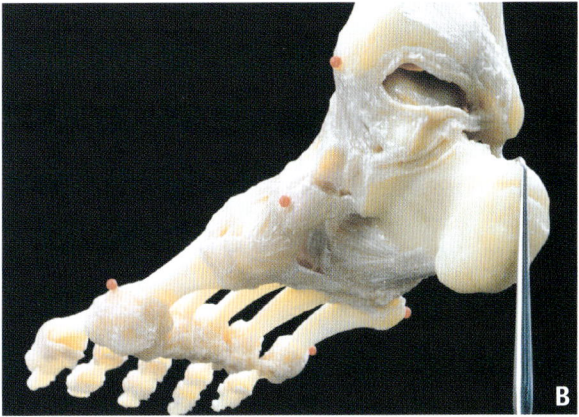

Articulação Transversa do Tarso

Articulação Calcaneocubóidea (Articulus Calcaneocuboideum)

- *Tipo de articulação:* sinovial.
- *Classificação morfológica:* plana.
- *Classificação funcional:* deslizamento.
- *Movimentos:* inversão e eversão.
- *Inervação:* nervos plantar medial e lateral e nervo fibular profundo.

Palpação – O examinador deverá solicitar ao paciente uma dorsiflexão para que possa evidenciar o tendão do músculo fibular curto. Com o 2º, 3º e 4º dedos posicionados sobre o tendão da seguinte forma: 4º dedo na tuberosidade do V metatarso; 3º e 2º dedos sobre o tendão. Na direção do 2º dedo e um pouco acima encontrará uma leve depressão, estará sobre a articulação e ligamento calcaneocuboide.

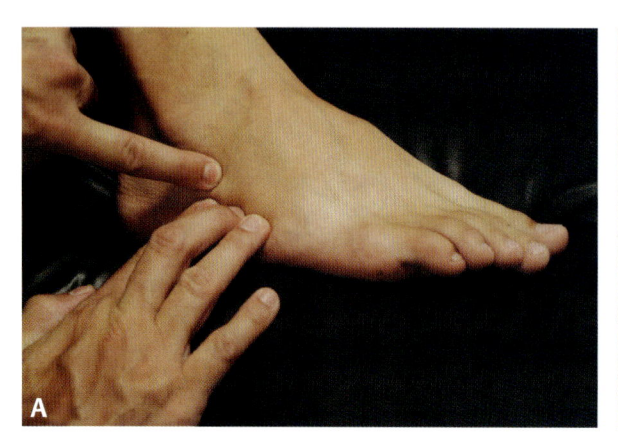

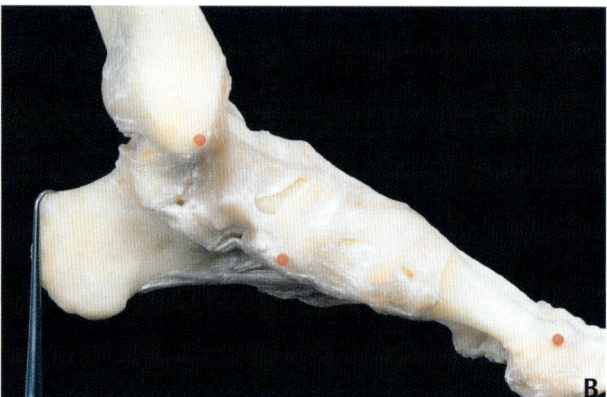

Atenção! *Este ligamento junto com o ligamento calcaneonavicular faz parte do ligamento bifurcado.*

Articulação Talocalcaneonavicular (Articulus Talocalcaneonavicularis)

- *Tipo de articulação:* sinovial.
- *Classificação morfológica:* triplanar com 1 grau de liberdade e um tipo de movimento.
- *Classificação funcional:* deslizamento.
- *Movimentos:* deslizamento e rotação são possíveis.
- *Inervação:* nervos plantar medial e lateral e nervo fibular profundo.

Palpação – O examinador deverá localizar primeiramente a tuberosidade do osso navicular. Em seguida, pedirá o movimento de inversão do pé do paciente para evidenciar uma depressão posterior à tuberosidade do osso navicular. Com seu dedo indicador poderá palpar nessa depressão a articulação e o ligamento calcaneonavicular plantar.

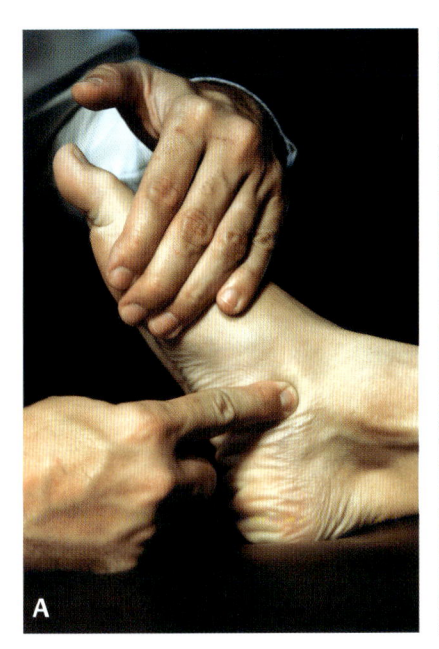

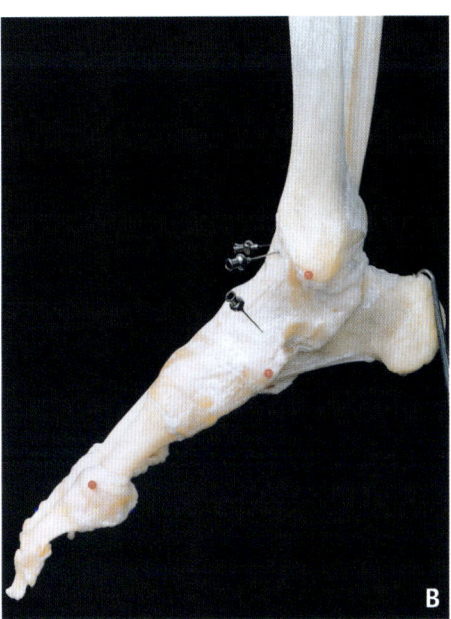

Articulação Talocalcânea (Subtalar) (Articulus Talocalcanearis)
- *Tipo de articulação:* sinovial.
- *Classificação morfológica:* plana.
- *Classificação funcional:* anaxial.
- *Movimentos:* inversão e eversão.
- *Inervação:* nervos plantar medial e lateral e nervo fibular profundo.

Palpação – O examinador posicionará seus dedos sensitivos da seguinte forma: no maléolo medial – um dedo abaixo e posterior; no maléolo lateral – um dedo abaixo e à frente. Em seguida, com o apoio de suas mãos no calcâneo do paciente, deverá realizar movimentos de inversão e eversão. Logo, em seus dedos perceberá uma saliência que corresponde à articulação e indiretamente estará palpando o ligamento talocalcâneo lateral.

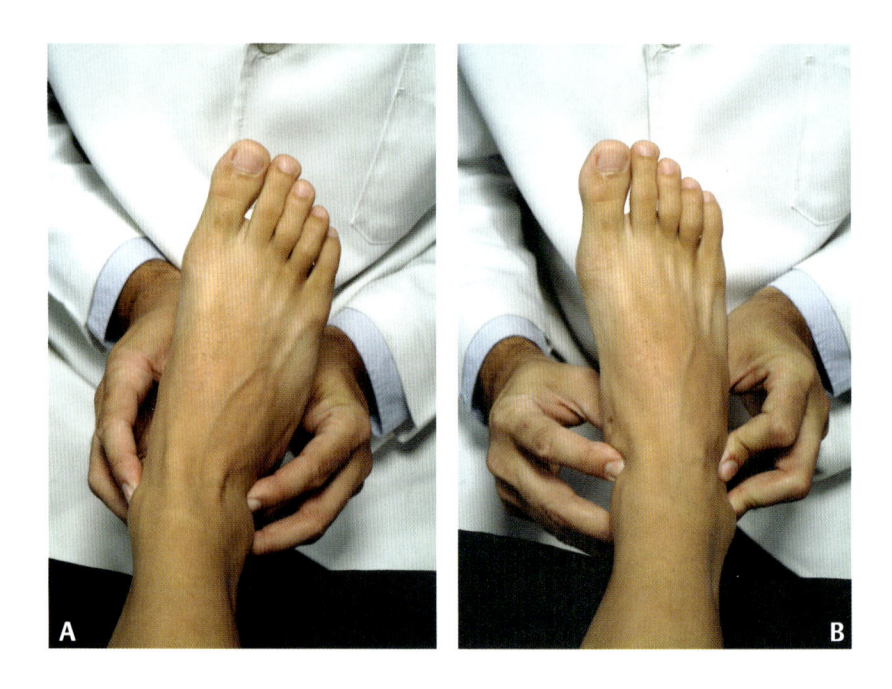

Atenção! Os ligamentos talocalcâneo interósseo, medial e posterior não são palpáveis.

ANATOMIA PALPATÓRIA DO TORNOZELO E DO PÉ

Aponeurose Plantar (Aponeurosis Plantaris)
1º Acesso

Palpação – O examinador com seus polegares no calcâneo e dedos no dorso do pé virá deslizando seus polegares com certa pressão até a altura do antepé.

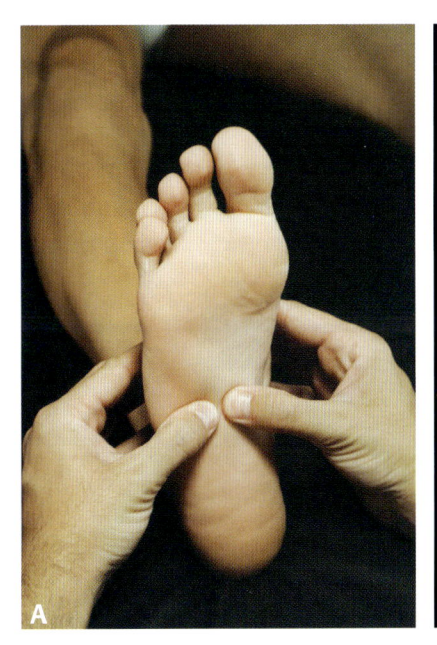

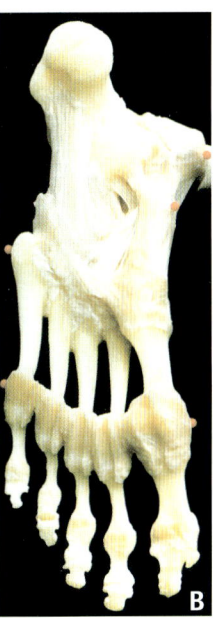

2º Acesso

Palpação – O examinador colocará aproximadamente dois dedos anteriormente ao calcanhar e solicitará movimentos repetidos de flexão dos dedos.

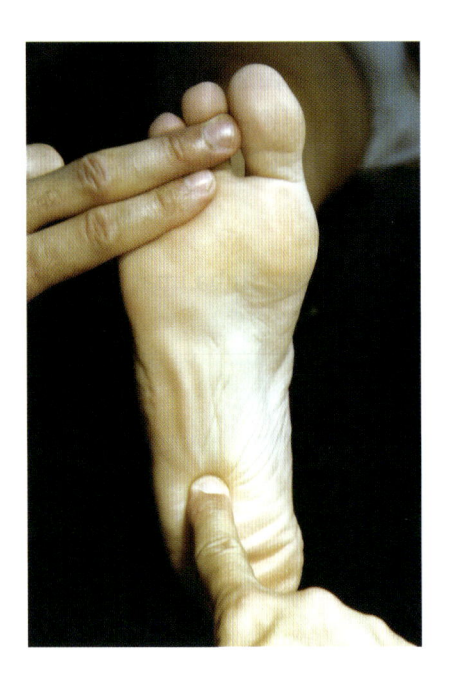

Vasos

Artéria Dorsal do Pé e Nervo Fibular Profundo (A. Dorsalis Pedis et N. Fibularis)

Palpação – O examinador solicitará uma extensão do hálux para que possa evidenciá-lo. Medialmente a esse tendão e próximo ao osso navicular, deverá colocar o 2º e 3º dedos para aferir o pulso da artéria dorsal. Ao localizar o pulso da artéria, medialmente a ela estará um tecido mais rígido, o nervo fibular profundo.

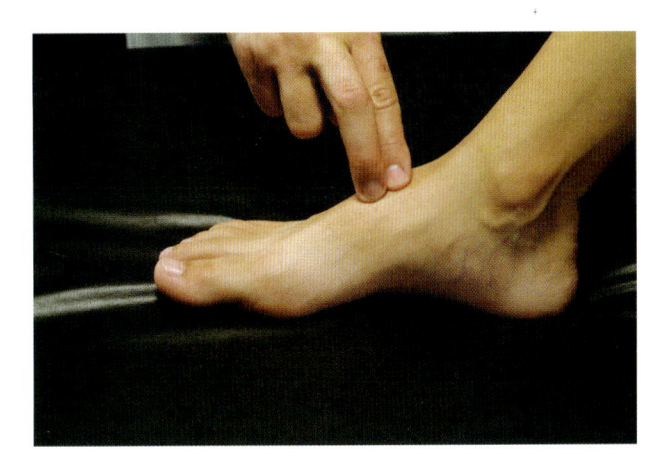

Artéria e Nervo Tibial Posterior (A. Tibialis Posterior et N. Tibialis Posterior)

Palpação – O examinador posicionará seus dedos logo atrás do maléolo medial e colocará em inversão o pé do paciente para aferir o pulso da artéria. O nervo tibial posterior está localizado posteriormente à artéria e é de difícil palpação.

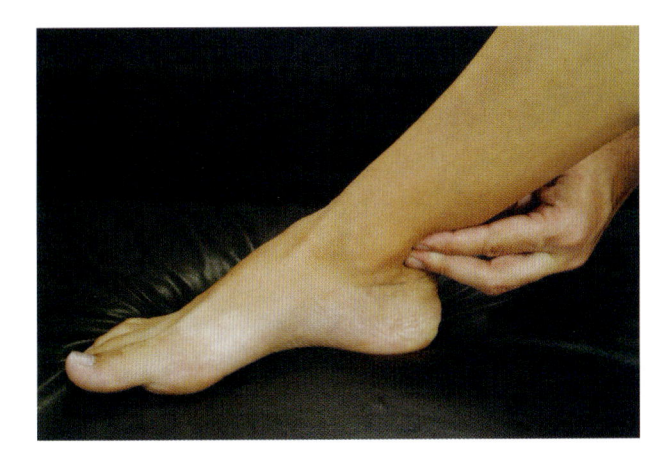

Vasos

Artéria Dorsal do Pé e Nervo Fibular Profundo *(A. Dorsalis Pedis et N. Fibularis)*

Palpação – O examinador solicitará uma extensão do hálux para que possa evidenciá-lo. Medialmente a esse tendão e próximo ao osso navicular, deverá colocar o 2º e 3º dedos para aferir o pulso da artéria dorsal. Ao localizar o pulso da artéria, medialmente a ela estará um tecido mais rígido, o nervo fibular profundo.

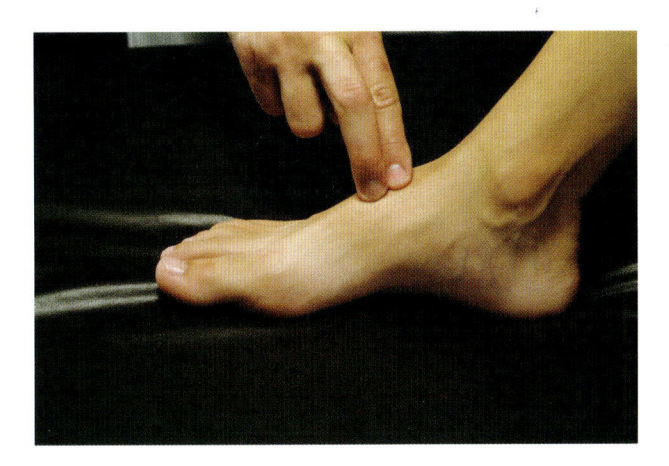

Artéria e Nervo Tibial Posterior *(A. Tibialis Posterior et N. Tibialis Posterior)*

Palpação – O examinador posicionará seus dedos logo atrás do maléolo medial e colocará em inversão o pé do paciente para aferir o pulso da artéria. O nervo tibial posterior está localizado posteriormente à artéria e é de difícil palpação.

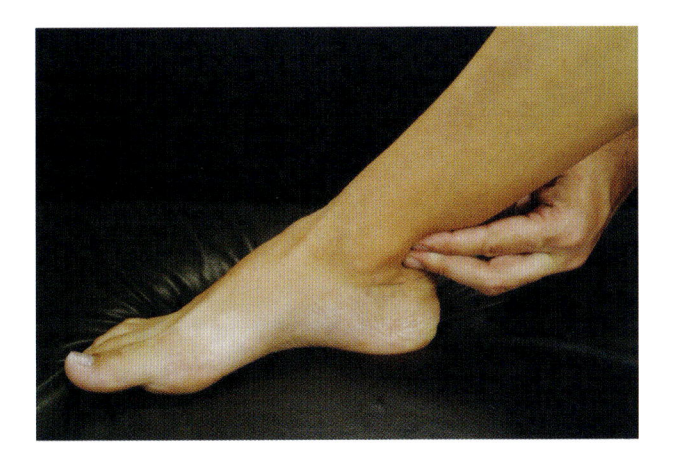

Capítulo 7
ANATOMIA PALPATÓRIA DA COLUNA VERTEBRAL

Considerações Anatômicas   172

Coluna Lombar (*Columna Lumbalis*)
Considerações Anatômicas   173
Osteologia   173
Miologia   174

Coluna Torácica (*Columna Thoracica*)
Considerações Anatômicas   175
Osteologia   176

Coluna Cervical (*Columna Cervicalis*)
Considerações Anatômicas   182
Osteologia   182
Artrologia   189
Miologia   190

Considerações Anatômicas

A coluna vertebral localiza-se na linha média do corpo. Confere resistência necessária para desempenhar papel de suporte do sistema musculoesquelético, permitindo mobilidade e estabilidade, bem como proteção dos sistemas neural, vascular e visceral. Subdividida em 5 regiões de acordo com semelhanças ósseas anatômicas, tem um total de 33 vértebras, sendo 7 cervicais, 12 torácicas, 5 lombares, 5 sacrais (fusionadas) e 4 coccígeas (as últimas apresentadas no capítulo de cintura pélvica). Vista de frente, apresenta-se alinhada e, na vista lateral, com curvaturas: duas lordoses (cervical e lombar) e duas cifoses (torácica e sacral).

Pode ser dividida em 2 porções: anterior e posterior. A porção anterior é constituída dos corpos vertebrais, discos, ligamentos longitudinais anterior e posterior. A porção posterior constituída pelo canal vertebral e passagem do tubo neural, é formada por pedículos, apófises articulares, lâminas, processos transversos, costiformes e espinhosos, ligamentos amarelo, interespinal, supraespinal e intertransversário.

O esqueleto ósseo vertebral é composto de osso cortical nas margens externas e osso esponjoso internamente, ligados entre si pelos sistemas ligamentar e capsular. Sua morfologia protege o sistema neural e cria passagens para estruturas neurovasculares nos níveis correspondentes. É capaz de absorver cargas por meio da integridade do sistema discal, pelo anel fibroso, núcleo pulposo e lâmina epifisial cartilaginosa. Permite inserções de fibras musculares em camadas, desde fibras mais profundas até as mais superficiais, garantindo o controle ativo dos movimentos do tronco, da estabilidade e do equilíbrio.

O terapeuta, durante a avaliação física e palpatória, deve buscar a identificação minuciosa das estruturas envolvidas e obter um grande número de informações, como, por exemplo, localização, profundidade, textura, simetrias e tensões, e reconhecer os padrões anormais do funcionamento, já que o comprometimento da coluna vertebral é comum, a prevalência de dor e incapacidade aumentam com a idade, possui taxa alta de recorrência e cronicidade de sintomas. As dores nas regiões lombar e a cervical geram grande impacto econômico para a sociedade, tanto no custo do tratamento quanto nos dias de afastamento do trabalho.

O recente avanço tecnológico de investigação com exames de imagem, por Raios X, Ultrassonografia, Ressonância Magnética e Tomografia Computadorizada, possibilita a visualização das estruturas internas e suas respostas frente à lesão, confirma ou afasta hipóteses diagnósticas conforme critérios de decisão clínica estabelecidos, complementando as informações para conduta e prognóstico terapêutico.

COLUNA LOMBAR (COLUMNA LUMBALIS)

CONSIDERAÇÕES ANATÔMICAS

As vértebras lombares possuem largos corpos vertebrais e longos processos transversos, seus processos espinhosos possuem um formato quadrilátero e são horizontalizados ao contrário dos torácicos que são verticalizados, com exceção em L4 e L5.

A região lombar possui algumas características distintas entre si, a L1 na sua parte mais superior tem sua face articular orientada, favorecendo o acoplamento com a região torácica, e a L5 na parte inferior com o promontório sacro. O ligamento longitudinal posterior se torna mais estreito embaixo. A medula lombar e sacra termina na altura de L2, onde as raízes nervosas descem por dentro do saco dural e saem nos espaços foraminais correspondentes, formando o plexo femoral e parte do ciático.

Sempre que se for examinar um paciente em decúbito ventral, deve-se solicitar que ponha seus braços ao lado do corpo e assim delimitar a região lombar propriamente dita: uma linha descendente que acompanha a 12ª costela de cada lado limita a região lombar superiormente; a borda lateral dos músculos eretores da coluna limita lateralmente; e a região superior dos ilíacos e do sacro limita inferiormente a região lombar.

OSTEOLOGIA

Processos Espinhosos (Processus Spinalis)

Palpação – O examinador traçará uma linha imaginária das cristas ilíacas em direção ao sulco formado pela coluna lombar. Em seguida, poderá palpar com seu dedo sensitivo o processo espinhoso de L3 ou L4. A partir desse ponto, o examinador poderá localizar os demais processos espinhosos.

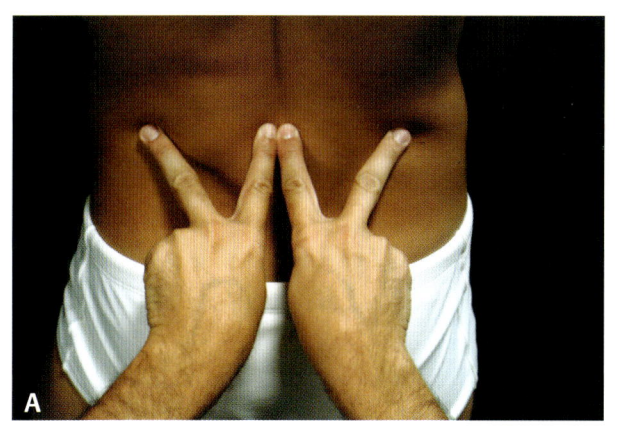

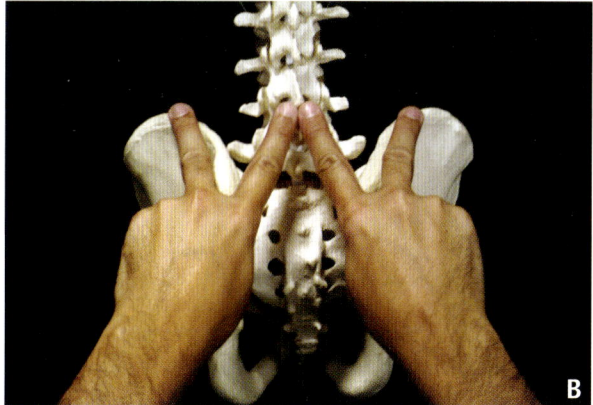

Miologia

Eretores da Coluna

Características – É o principal extensor da coluna vertebral, constituído pelo músculo espinal medialmente; músculo iliocostal lateralmente; e músculo longuíssimo entre os dois. Esses três músculos possuem uma origem comum através de um largo tendão na parte posterior das cristas ilíacas; face posterior do sacro; processos espinhosos do sacro e lombar e ligamento supraespinal. Suas inserções são particulares, o músculo espinal insere-se nos processos espinhosos das regiões do tórax mais altas e crânio; o músculo iliocostal insere-se nos ângulos das costelas e processos transversos das cervicais; e o músculo longuíssimo insere-se nas costelas, processos transversos da cervical e tórax e no processo mastoide do osso temporal. Sua ação bilateral estende a coluna e a cabeça, e, quando unilateralmente são acionados, flexionam a coluna lateralmente. É inervado pelos ramos posteriores dos nervos espinhais.

Palpação – O examinador ao localizar o sulco formado pela coluna vertebral deverá posicionar seus dedos sensitivos ao lado e solicitar ao paciente uma extensão de coluna.

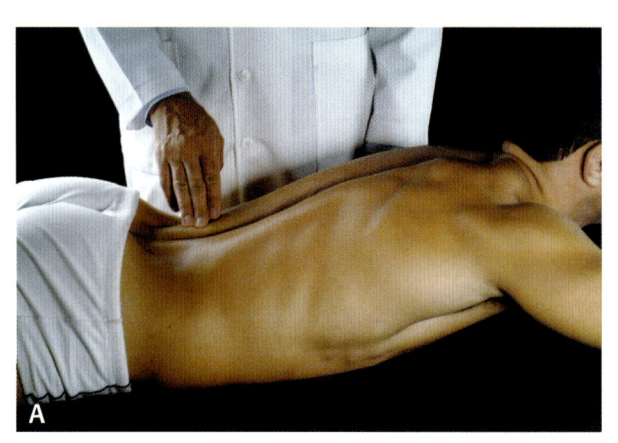

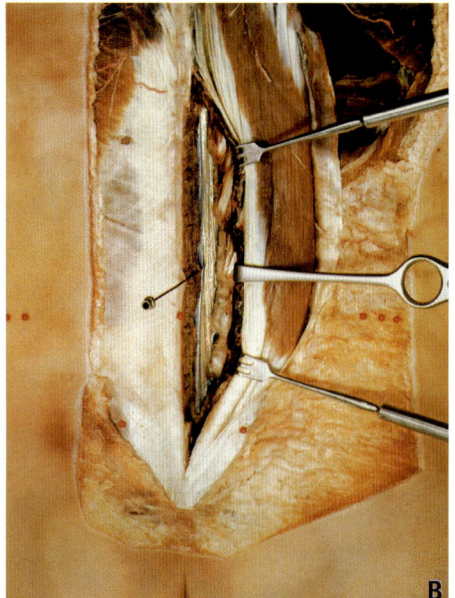

COLUNA TORÁCICA *(COLUMNA THORACICA)*

CONSIDERAÇÕES ANATÔMICAS

As vértebras torácicas possuem características especiais que a tornam as vértebras mais fáceis de serem palpadas. A primeira característica é que as vértebras torácicas são num total de 12 o mesmo número de pares das costelas que estão a cada uma delas acoplada. Outra característica da torácica está nos seus processos espinhosos, que são bem mais compridos que o das outras vértebras e projetados inferiormente, o que pode gerar confusão na palpação dos processos transversos que se apresentarão sempre acima da altura dos processos espinhosos.

A escápula pode-se tornar uma ótima referência para localização das vértebras torácicas, o que facilita a localização da vértebra, como, por exemplo, algumas dicas: alinhada ao ângulo inferior da escápula encontra-se o espaço interespinhoso de T7 e T8; alinhada ao ângulo superior da escápula encontra-se o espaço interespinhoso de T1 e T2. Apesar das variações posturais e anatômicas, o que torna estas medidas nem sempre exatas, essas referências podem dar praticidade à avaliação e à palpação.

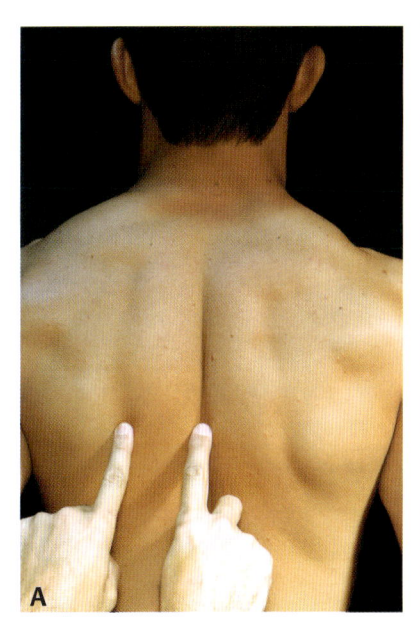

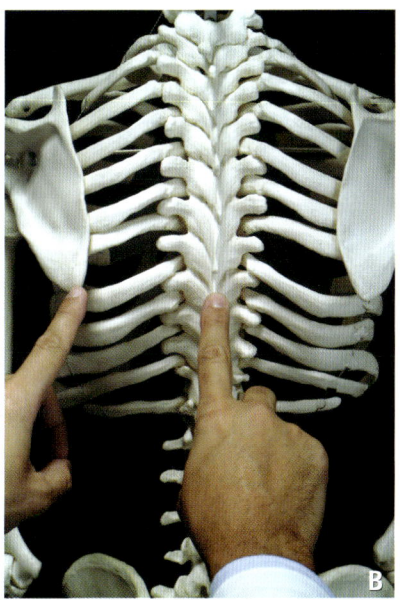

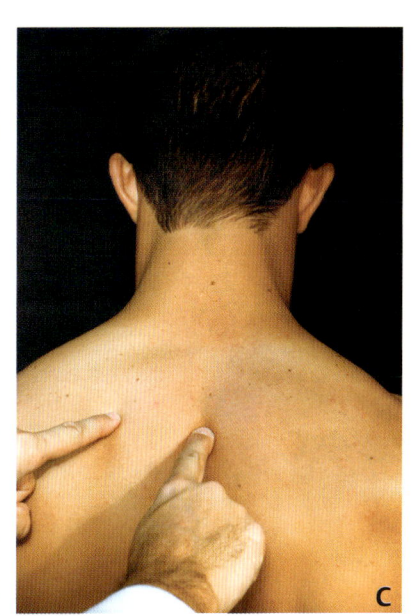

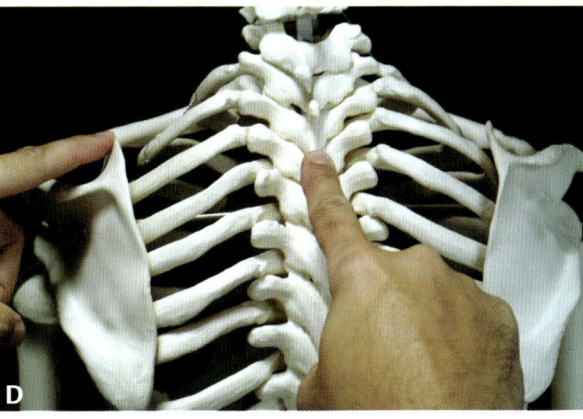

Osteologia

Esterno (*Sternum*)

Manúbrio

Palpação – Tendo como base a incisura jugular, o examinador deslocará seu dedo sensitivo um pouco abaixo e poderá perceber uma convexidade.

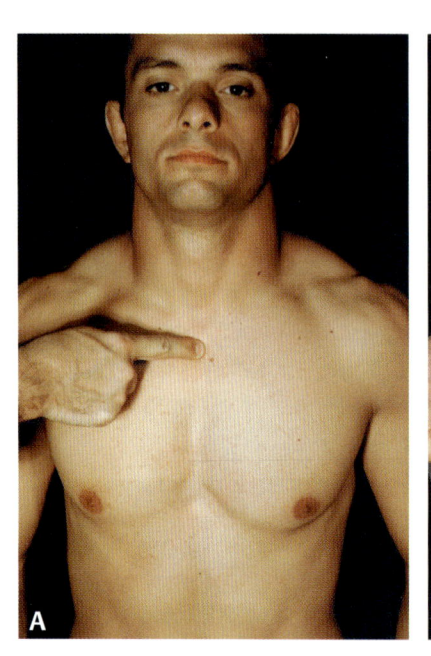

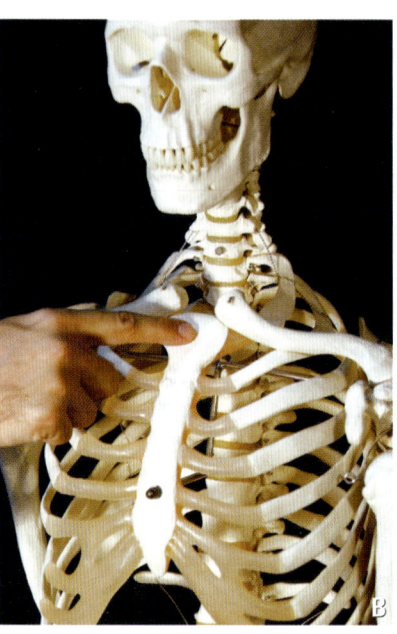

Ângulo Esternal (Angulus Sterni)

Palpação – Partindo do manúbrio, o examinador descerá seu dedo sensitivo inferiormente até perceber uma ligeira depressão.

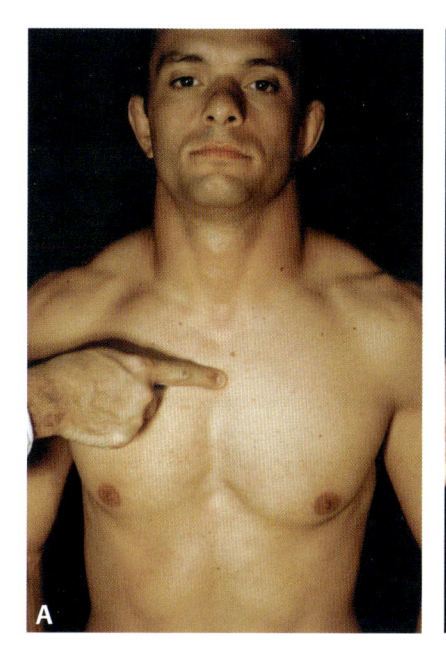

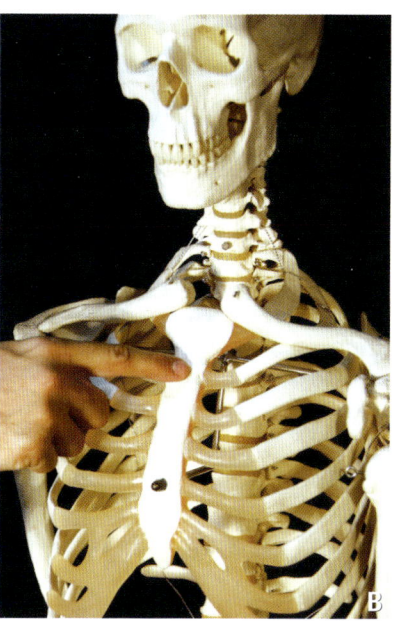

Curiosidade! *Também conhecido antigamente como ângulo de Louis, e também local da articulação manúbrio-esternal, ponto de referência para a 2ª costela.*

Corpo do Esterno (Corpus Sterni)

Palpação – O examinador encontrará uma superfície mais plana com seu dedo sensitivo logo abaixo onde se forma o ângulo esternal.

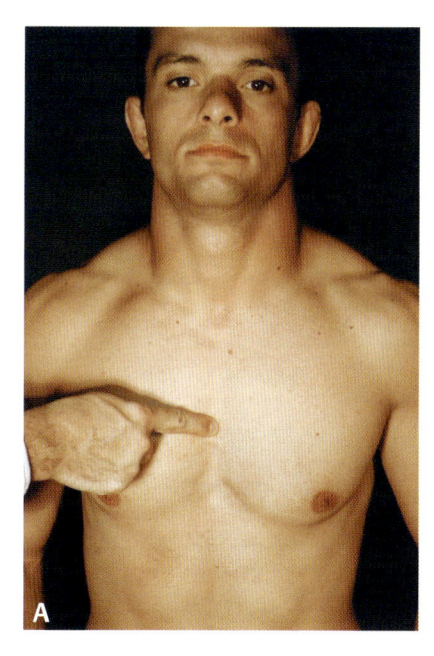

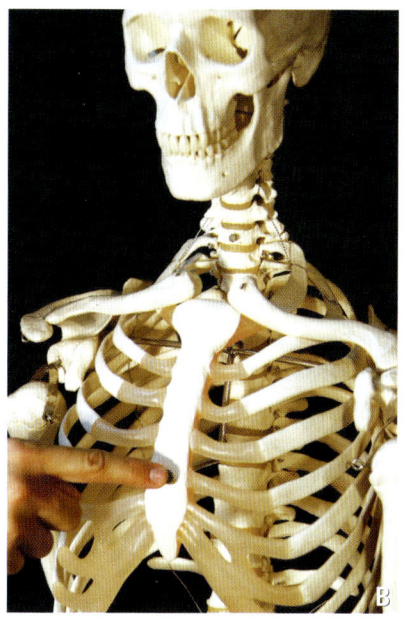

Processo Xifoide (Processus Ensiformis)

Palpação – O examinador com seu dedo sensitivo palpará, ao final do corpo do esterno, duas projeções ósseas.

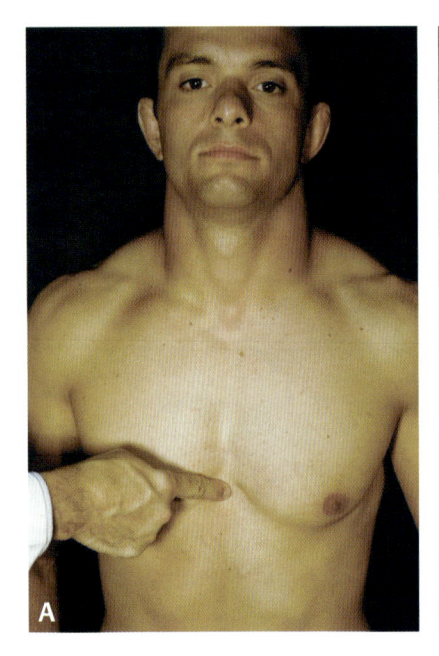

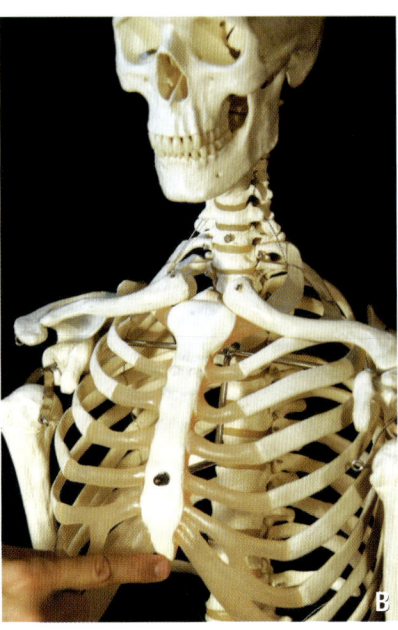

Processos Espinhosos, Transversos e Costelas (Processus Spinalis, Transversus et Costae)

Palpação global – O examinador deverá primeiramente localizar um sulco formado nas costas do paciente pela coluna vertebral. Em seguida, a mão sensitiva é posicionada onde o dedo maior (3º dedo) fica sobre o processo espinhoso, os dedos indicador e anular de cada lado palpam o processo transverso, e o dedo mínimo e polegar nas costelas.

Atenção! A palpação da costela é apenas demonstrativa.

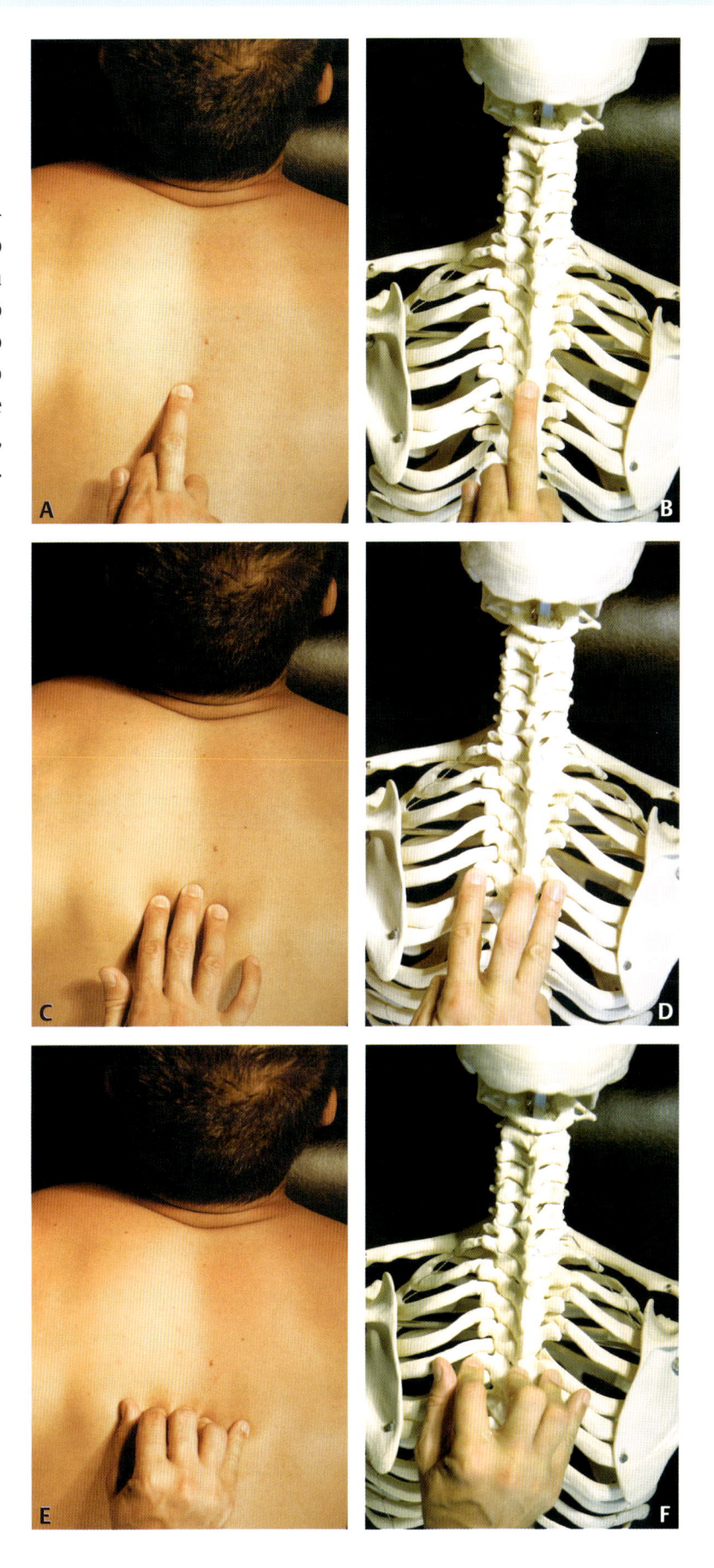

Costelas *(Costae)*
1ª *Costela* (Costa I)

Palpação – Tendo como parâmetro o músculo ECOM, o examinador irá palpar a 1ª costela acima e atrás da clavícula. Com seu dedo indicador lateralmente ao ECOM, fará uma pressão até perceber uma resistência óssea que corresponde à 1ª costela.

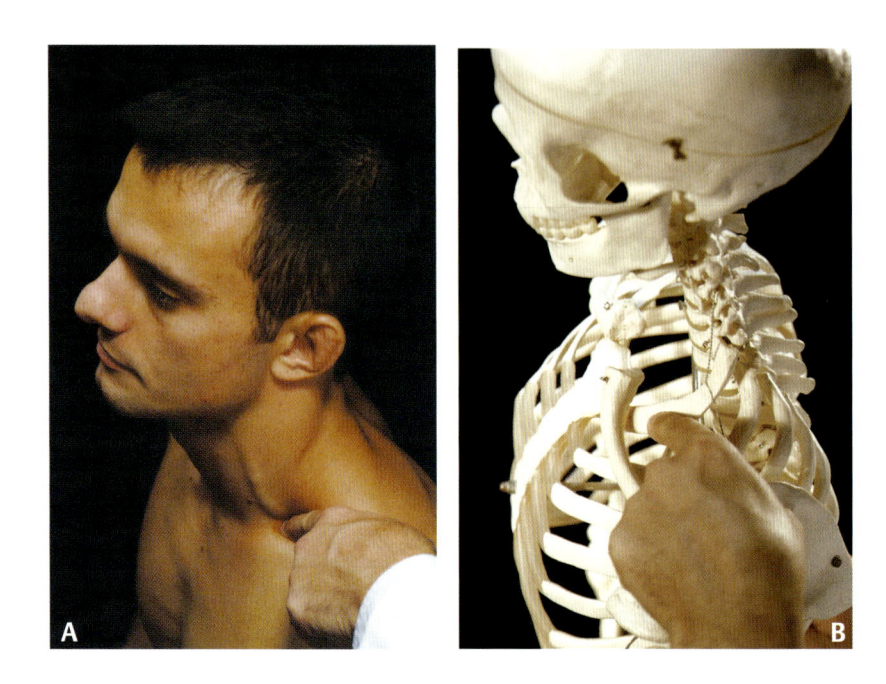

Atenção! *Se desejar poderá solicitar uma inspiração forçada.*

2ª Costela (Costa II)

Palpação – O examinador após localizar o ângulo esternal deverá com seu dedo sensitivo deslizar lateralmente onde estará sobre o osso.

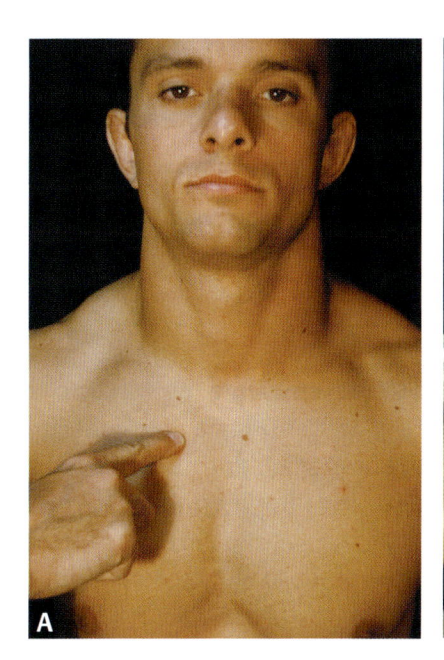

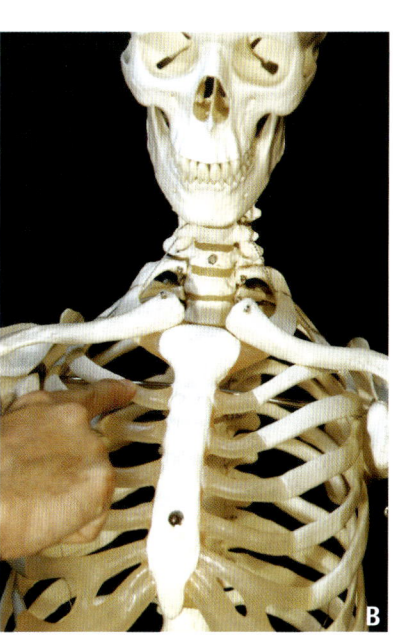

COLUNA CERVICAL *(COLUMNA CERVICALIS)*

Considerações Anatômicas

A coluna cervical possui quatro vértebras que se assemelham entre si, conhecidas como vértebras típicas, de C3 a C6, onde existem características particulares, como o formato do corpo da vértebra, ligeiramente proeminente na parte anteroinferior e bordas laterais mais superiores formando o unco, um formato alargado do processo transverso com um sulco para o nervo espinal e um forame transversal por onde passa a artéria vertebral oriunda da artéria subclávia, que contribui para a formação do círculo arterioso do cérebro (polígono de Willis), além do canal vertebral triangular e processos espinhosos menores e bipartidos.

As vértebras atípicas C1 (atlas), C2 (áxis) e C7 (proeminente) têm características próprias. A vértebra C1 possui no lugar do corpo um arco anterior e duas massas laterais. O corpo de C2 é alongado formando o dente, uma face articular com o arco anterior de C1 e um sistema próprio ligamentar cruciforme para manter a estabilidade neste nível. A vértebra C7 é considerada de transição, tem suas faces articulares inferiores orientadas para acoplar a primeira torácica e um processo espinhoso mais proeminente.

Osteologia

Atlas (C1)

Processo Transverso

Palpação – Tendo como referência o processo mastóideo, o examinador deslizará seu dedo sensitivo posteriormente e em sentido caudal, para poder palpar o acidente ósseo.

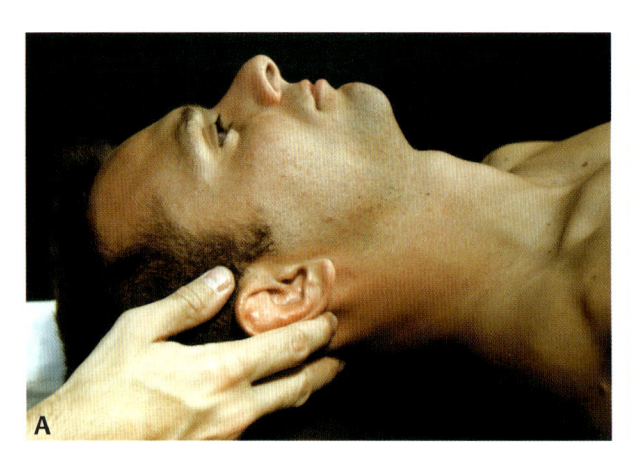

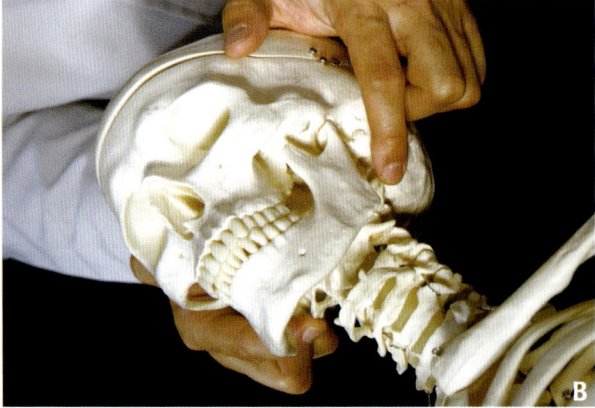

Áxis (C2)
Processos Transverso e Espinhoso

Palpação – Tendo como referência o ângulo da mandíbula, o examinador deslizará seu dedo sensitivo até a região lateroposterior do pescoço, e pressionará para palpar o acidente ósseo. Para palpar o processo espinhoso, o examinador deverá deslizar seu dedo sensitivo posteriormente até a linha mediana, e solicitar ao paciente uma flexão anterior de cabeça.

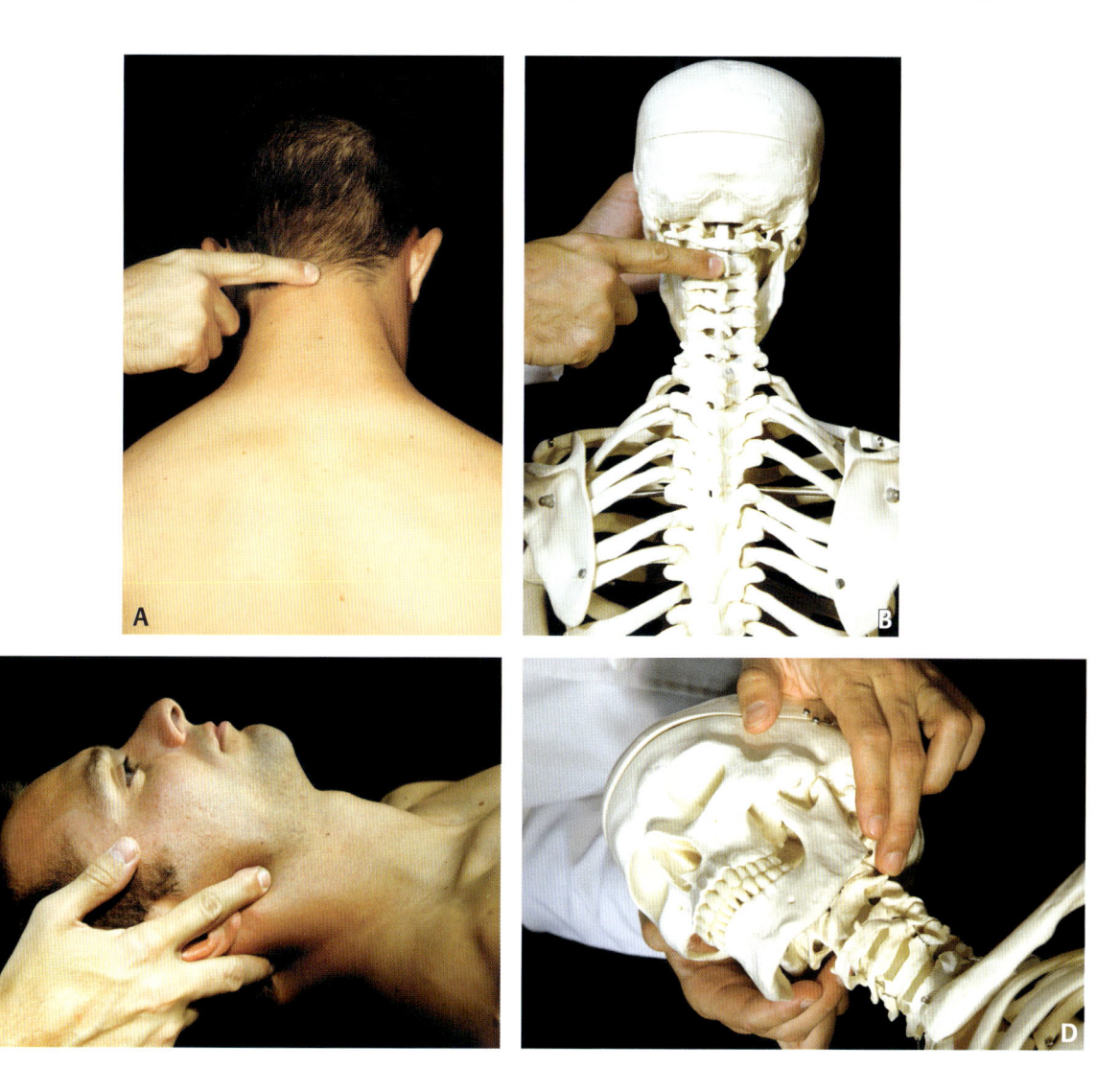

C3
Processos Transverso e Espinhoso

Palpação – Tendo como referência o osso hióideo, o examinador deslizará seu dedo sensitivo lateroposterior e posteriormente ao músculo ECOM, pressionará seu dedo sensitivo para sentir uma estrutura rígida. Para palpar o processo espinhoso, o examinador deverá deslizar seu dedo sensitivo posteriormente até a linha mediana, e solicitar ao paciente uma flexão anterior de cabeça.

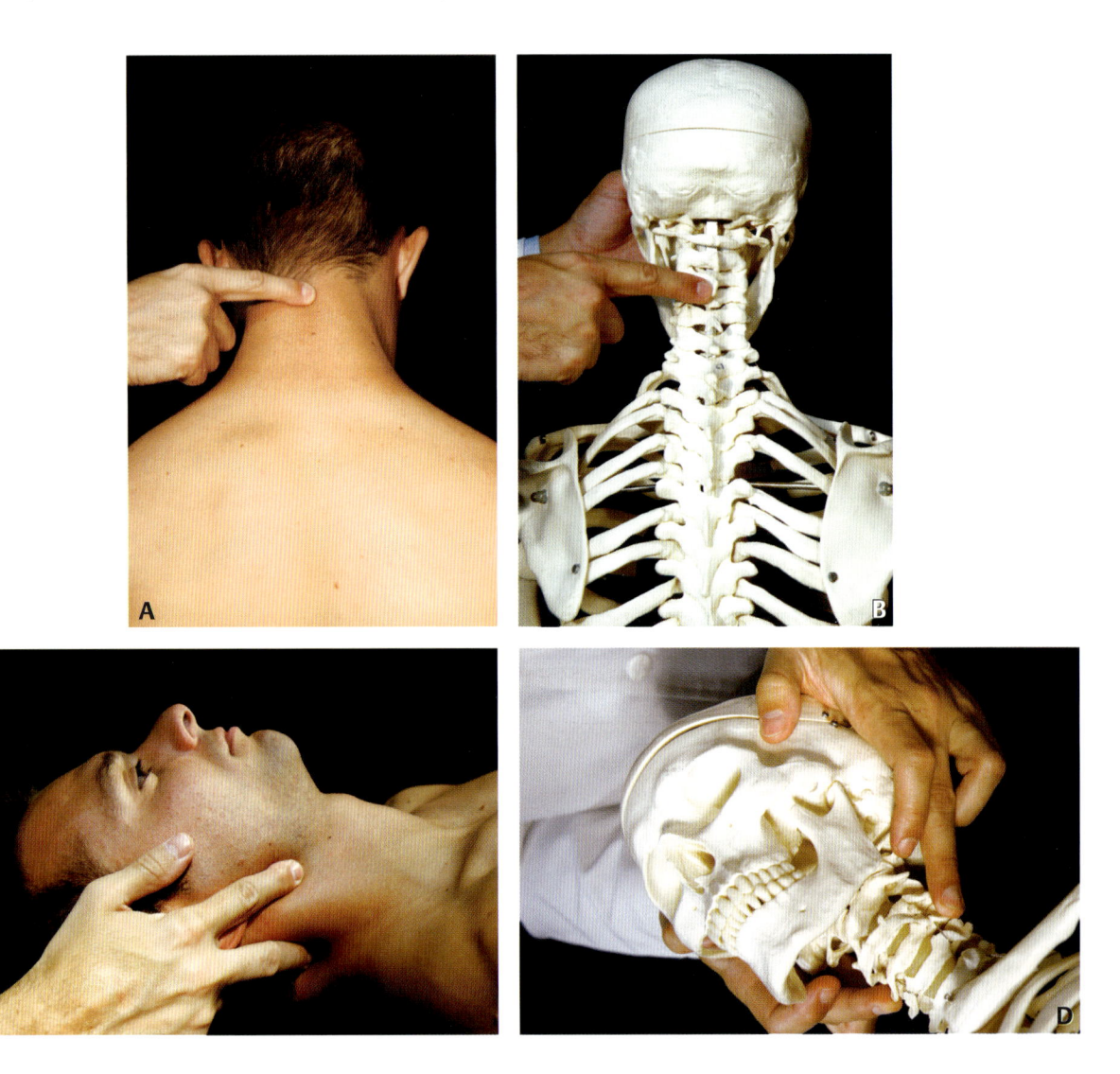

C4

Processos Transverso e Espinhoso

Palpação – Tendo como referência a proeminência laríngea, o examinador deslizará seu dedo sensitivo lateroposterior e posteriormente ao músculo ECOM, pressionará seu dedo sensitivo para sentir uma estrutura rígida. Para palpar o processo espinhoso, o examinador deverá deslizar seu dedo sensitivo posteriormente até a linha mediana, e solicitar ao paciente uma flexão anterior de cabeça.

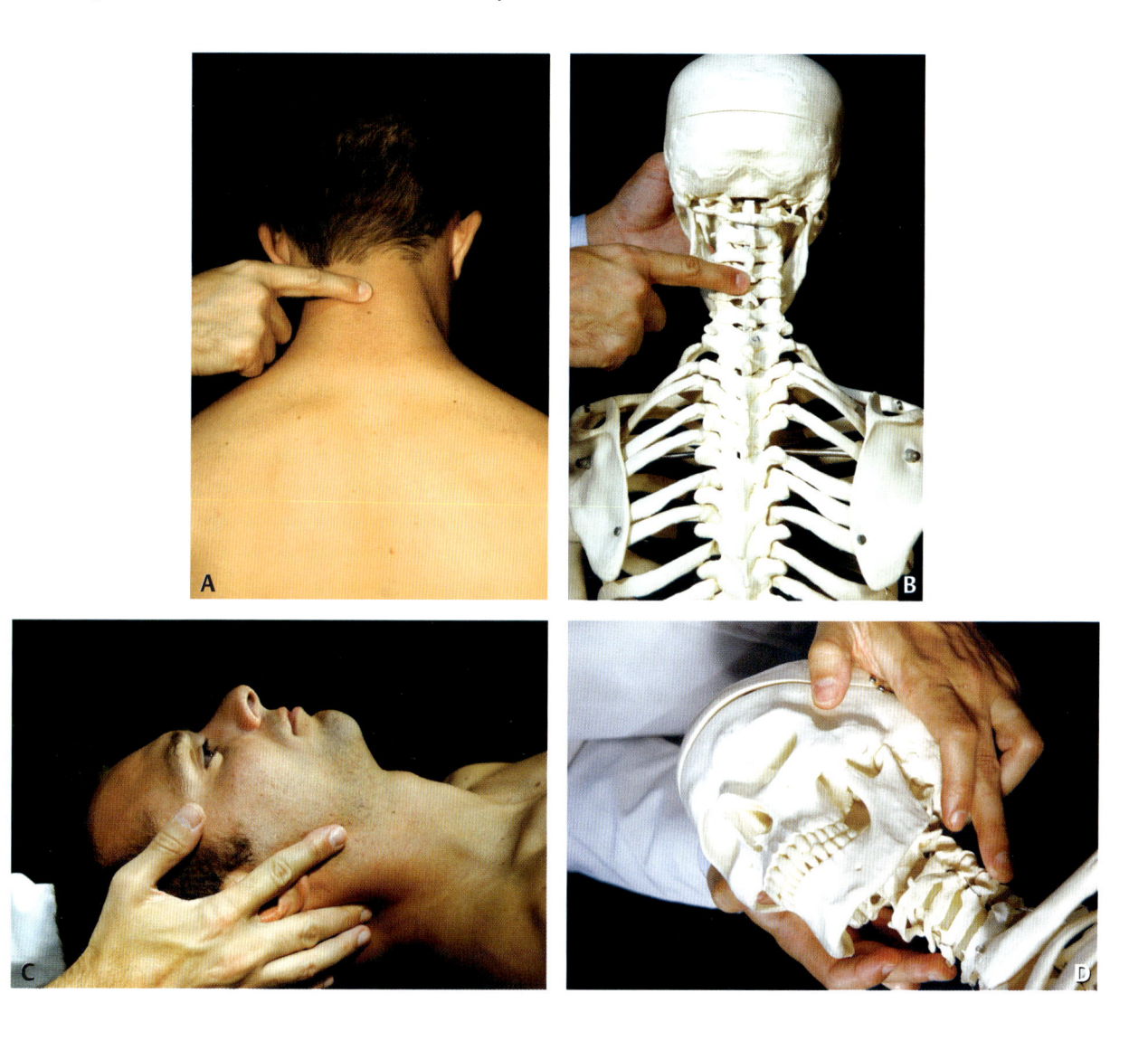

C5
Processos Transverso e Espinhoso

Palpação – O examinador localiza a proeminência laríngea e coloca um dedo inferior para palpar a base do laringe. Em seguida, o examinador deslizará seu dedo sensitivo lateroposterior e posteriormente ao músculo ECOM, pressionará seu dedo sensitivo para sentir uma estrutura rígida. Para palpar o processo espinhoso, o examinador deverá deslizar seu dedo sensitivo posteriormente até a linha mediana e solicitar ao paciente uma flexão anterior de cabeça.

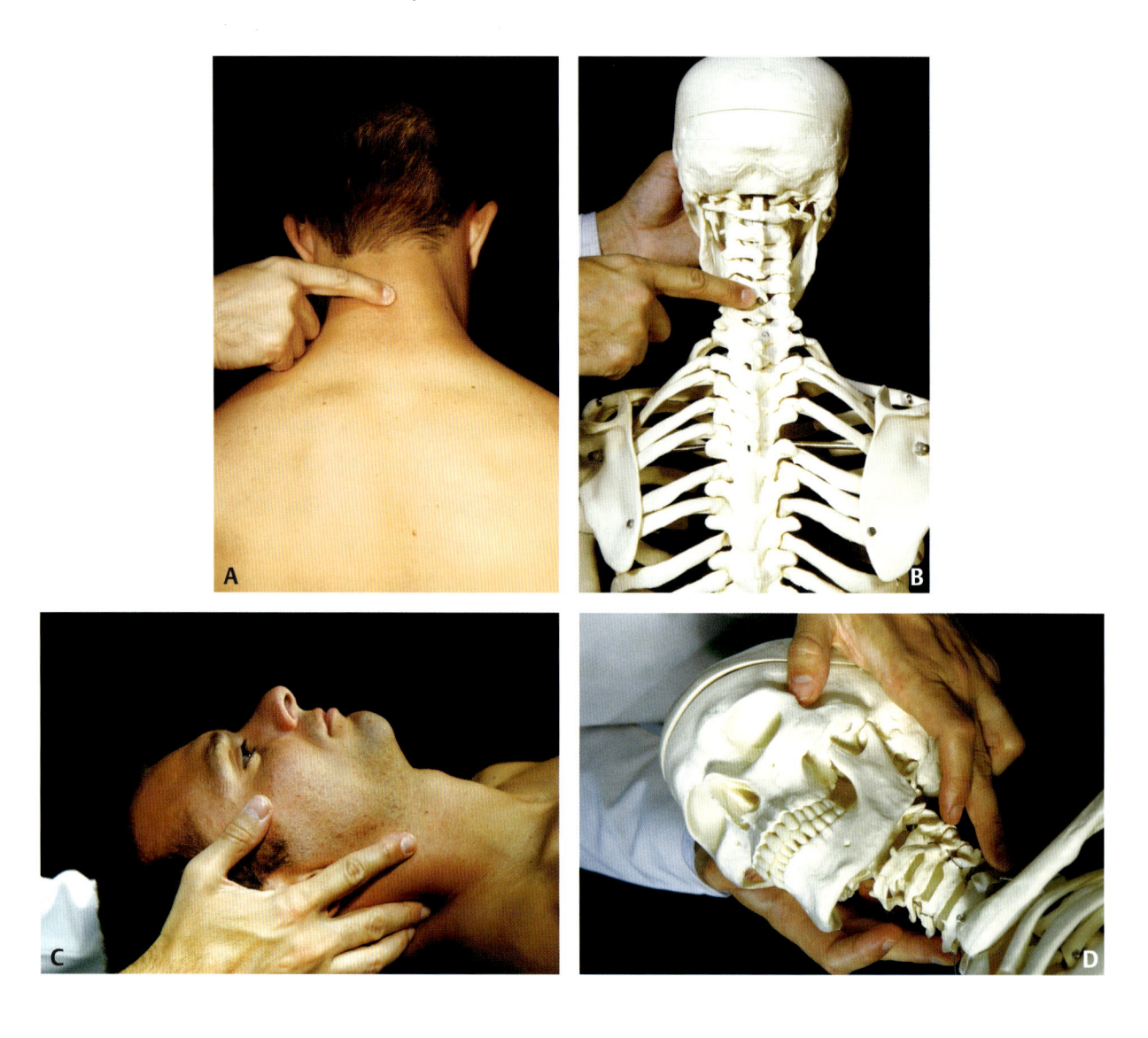

C6
Processos Transverso e Espinhoso

Palpação – Tendo como referência a cartilagem cricoide, o examinador deslizará seu dedo sensitivo lateroposterior e posteriormente ao músculo ECOM, pressionará seu dedo sensitivo para sentir uma estrutura rígida. Para palpar o processo espinhoso, o examinador deverá deslizar seu dedo sensitivo posteriormente até a linha mediana e solicitar ao paciente uma flexão anterior de cabeça.

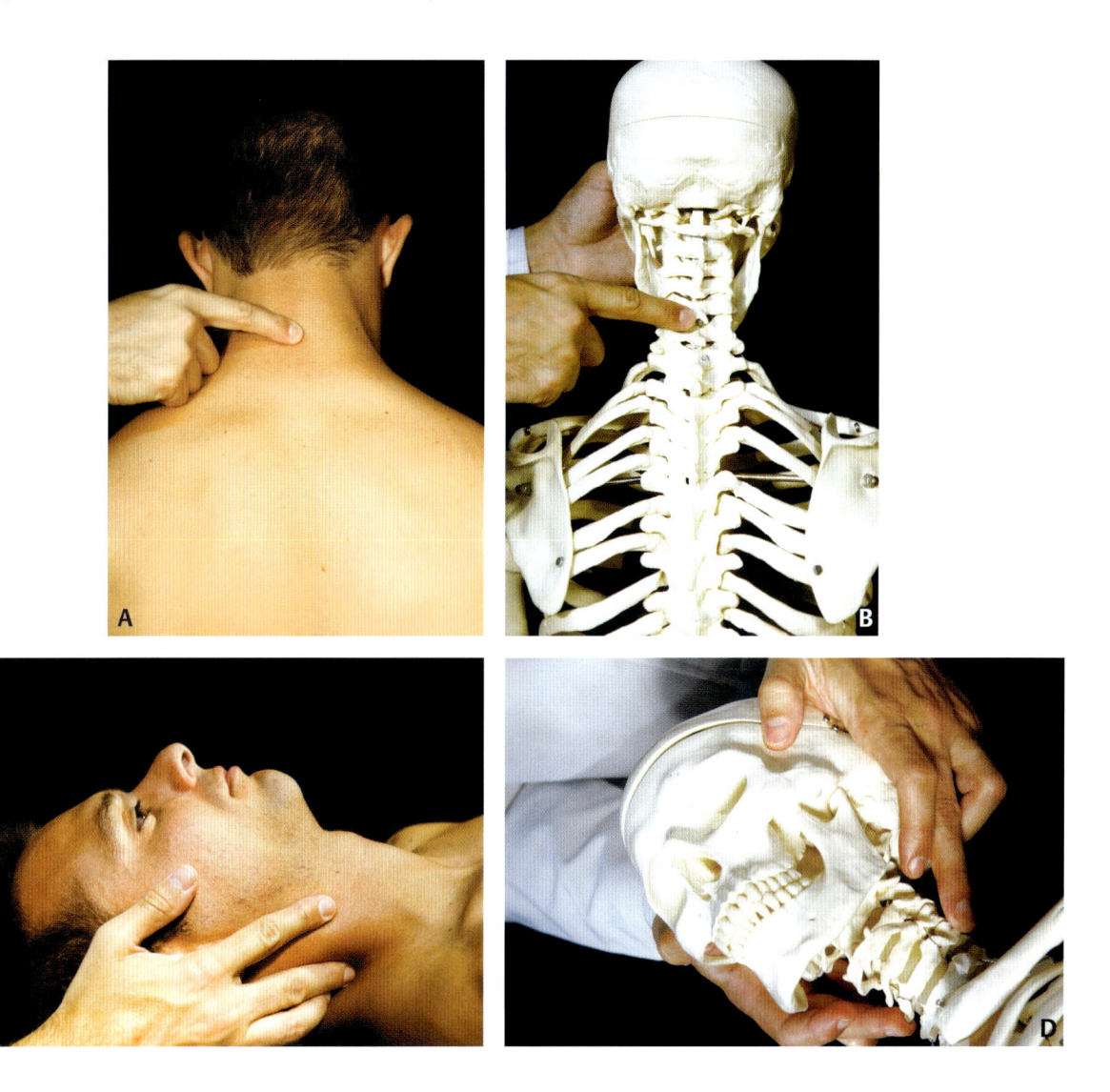

C7

Processos Transverso e Espinhoso

Palpação – Para palpar o processo espinhoso, o examinador deverá deslizar seu dedo sensitivo posteriormente até a linha mediana e solicitar ao paciente uma flexão anterior de cabeça; o acidente ficará mais fácil de ser tocado. Quando o examinador deslizar seus dedos lateralmente, palpará o processo transverso.

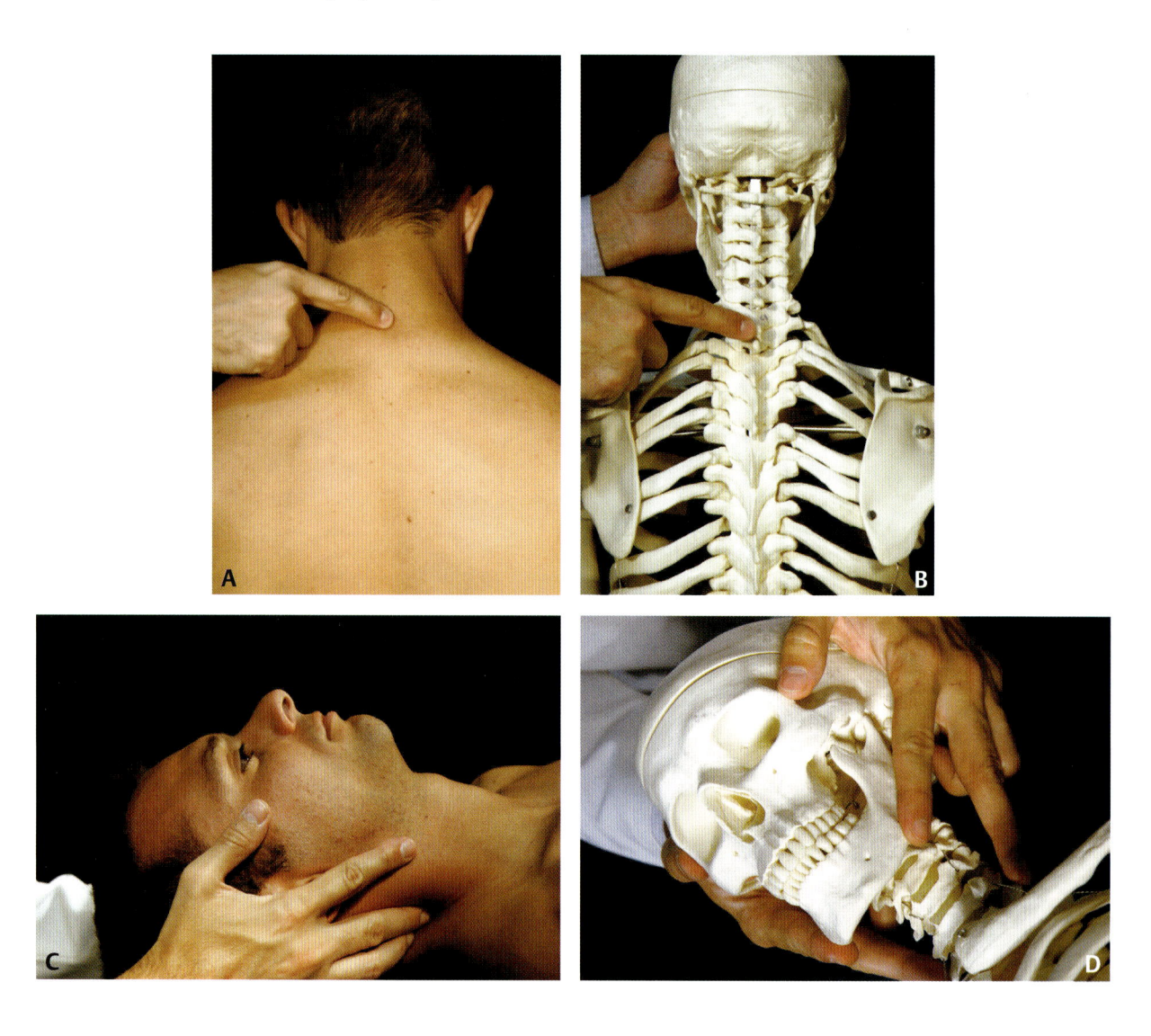

Artrologia

Ligamento Nucal

Palpação – O examinador com um dedo localizará a protuberância occipital externa e, em seguida, com um segundo dedo abaixo, palpará a estrutura.

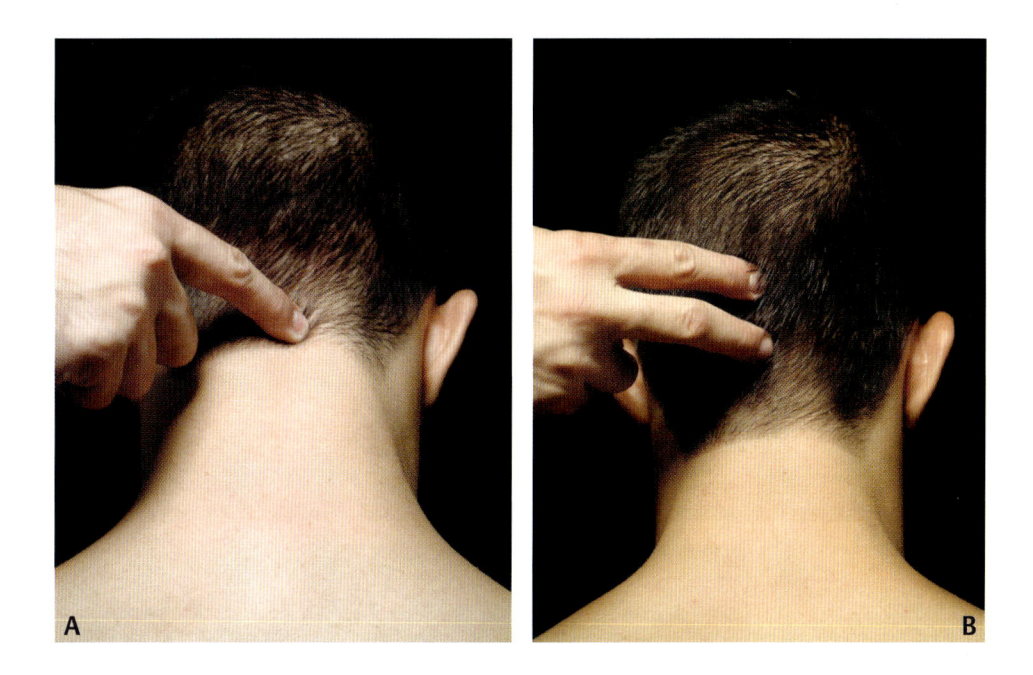

Atenção! O examinador poderá solicitar uma flexão anterior de cabeça ao paciente para tensionar o ligamento.

Miologia

Suboccipitais

Palpação – Examinador com suas mãos na região occipital e os dedos sobre o ligamento nucal, fará pequenos movimentos no sentido craniocaudal. O peso da cabeça do paciente arranjará mais profundamente seus dedos e indiretamente poderá palpar os músculos suboccipitais.

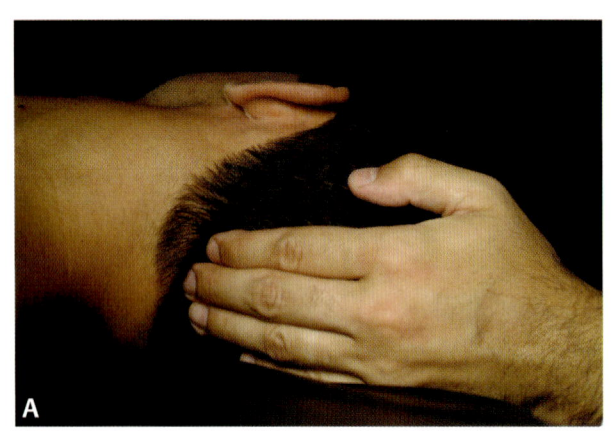

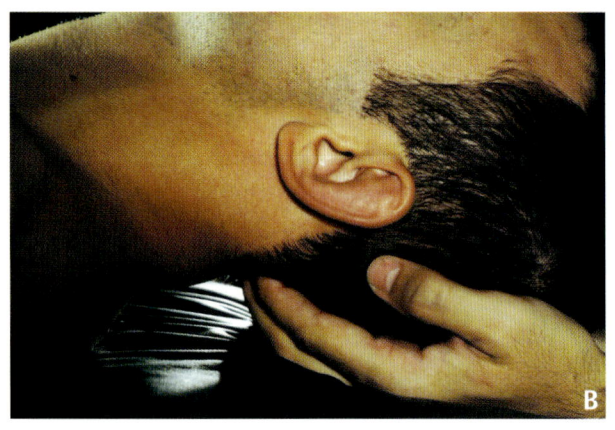

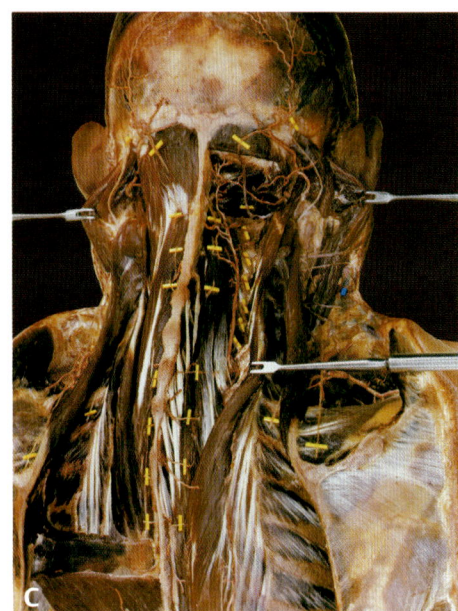

Capítulo 8
Anatomia Palpatória da Cabeça e Pescoço

Considerações Anatômicas   192
Osteologia da Cabeça   192
Miologia do Pescoço   194
Vasos   195

Considerações Anatômicas

O esqueleto da cabeça está constituído por 22 ossos, sendo apenas um móvel (mandíbula), distribuídos em 14 ossos pertencentes à face, e 8 ossos pertencentes ao crânio. Possui uma única articulação sinovial, a articulação temporomandibular que é classificada como sendo bicondilar morfológica e funcionalmente realiza os movimentos de elevação, abaixamento, protração e retração, e quando agem bilateralmente ambas as articulações promovem alguma rotação. Inúmeros músculos estão distribuídos pela face e crânio, os que se encontram na face realizam os movimentos da expressão facial ou mímica, e recebem a inervação do VII par de nervo craniano – nervo facial; e os que se encontram no crânio realizam movimentos no epicrânio, existem também os músculos da mastigação que são inervados pelo V par de nervo craniano – nervo trigêmeo (raiz motora). Os músculos que estão ao longo do pescoço, anatomicamente, são distribuídos em camadas e realizam movimentos basicamente na cintura escapular, pescoço e cabeça. Um grupamento muscular constituído por quatro pequenos músculos, chamados suboccipitais, possuem, além de sua ação motora, a importante tarefa de sustentação da cabeça.

Osteologia da Cabeça

Osso Temporal

Processo Mastoide

Palpação – O examinador com seu dedo sensitivo palpará logo atrás da região da orelha conhecida como antítrago ou lóbulo da orelha, uma protuberância óssea bem evidente.

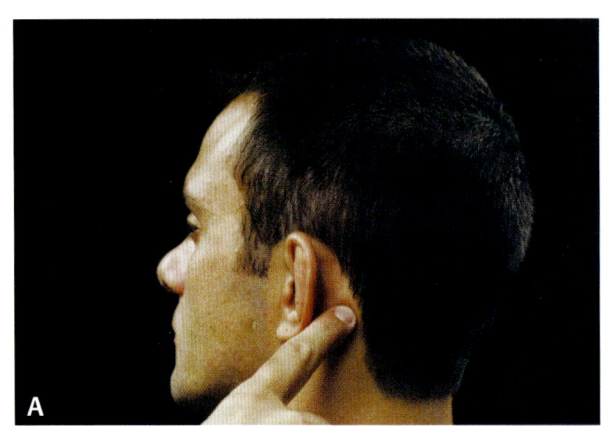

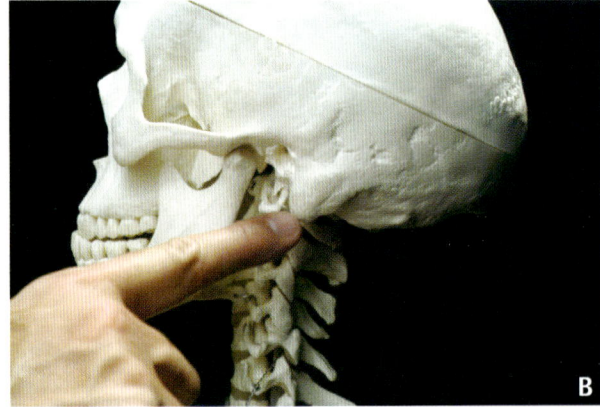

Osso Occipital

Protuberância Occipital Externa e Linha Nucal

Palpação – O terapeuta com seu dedo sensitivo no centro do osso occipital perceberá uma proeminência óssea e, ao deslizar seu dedo lateralmente, palpará as linhas nucais.

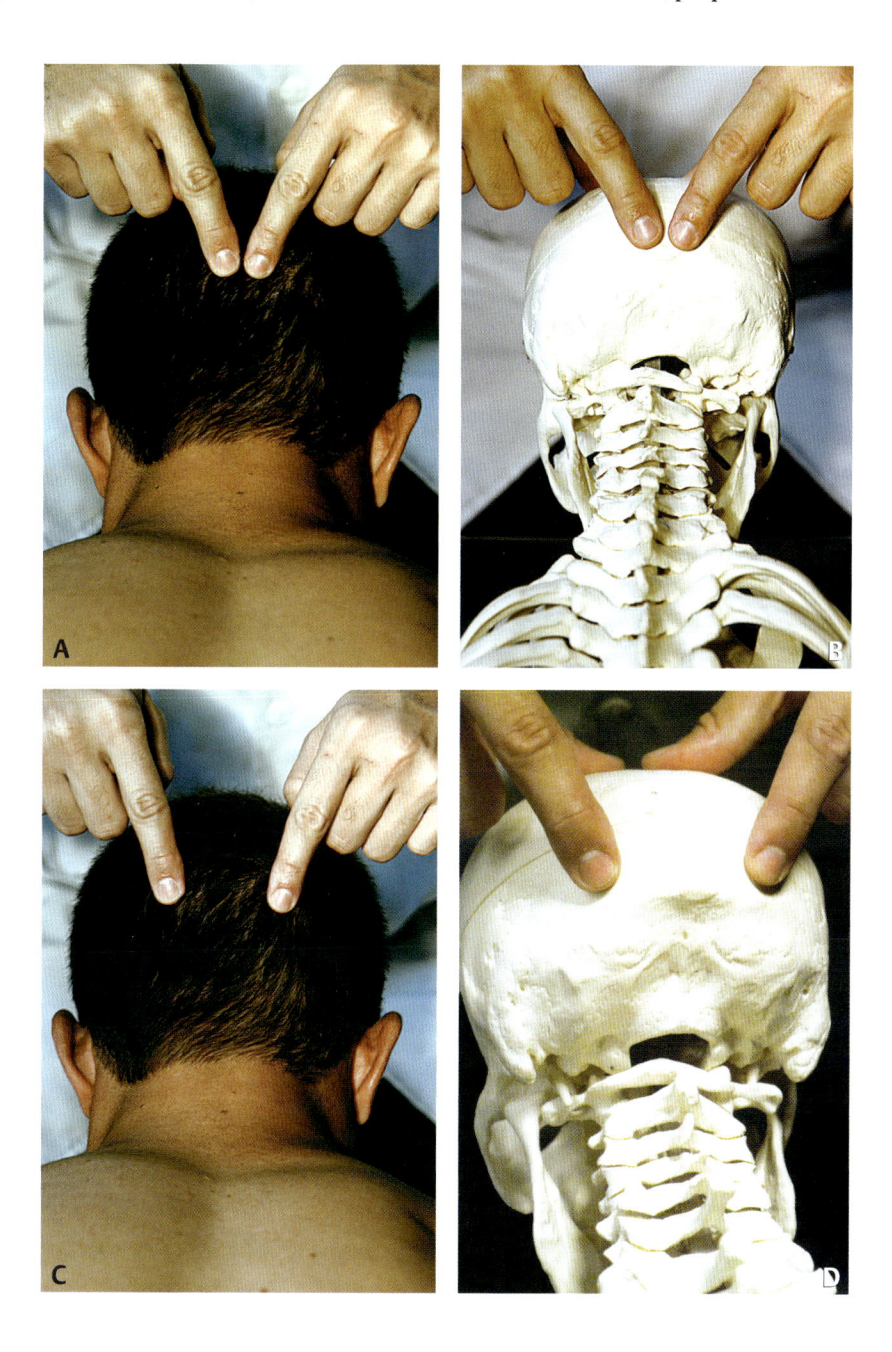

Miologia do Pescoço

Esternocleidooccipitomastóideo (ECOM) (ver Vídeo 8-1)

Palpação unilateral – O examinador posicionará sua mão na região mentoniana (queixo) do paciente e fará uma resistência à flexão anterior com rotação para um dos lados. Com seus dedos sensitivos palpará o músculo na região anterolateral do pescoço.

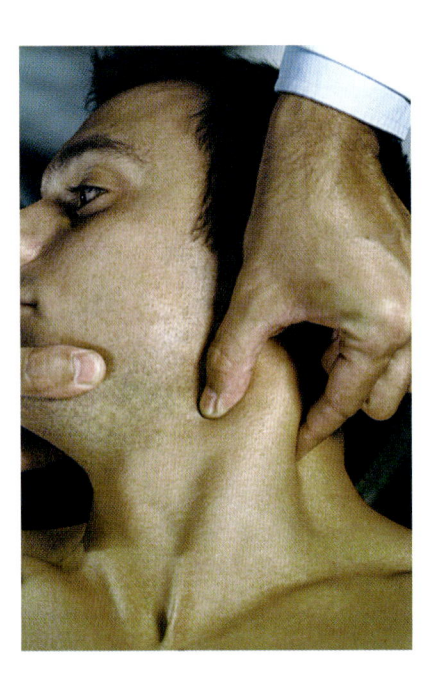

Palpação bilateral – O examinador posicionará uma de suas mãos na região frontal da cabeça (testa) do paciente e fará uma resistência à flexão anterior. Com os dedos da mão sensitiva, palpará de cada lado do pescoço o músculo.

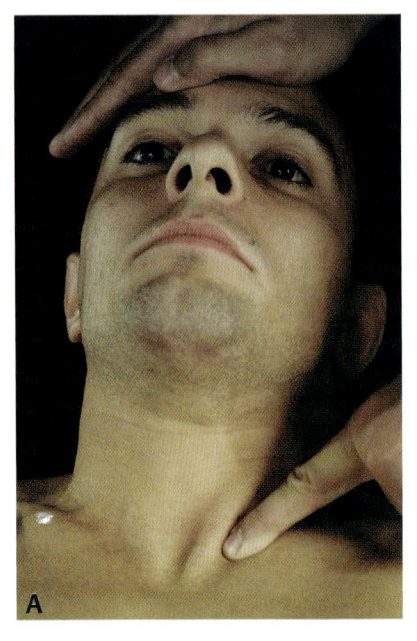

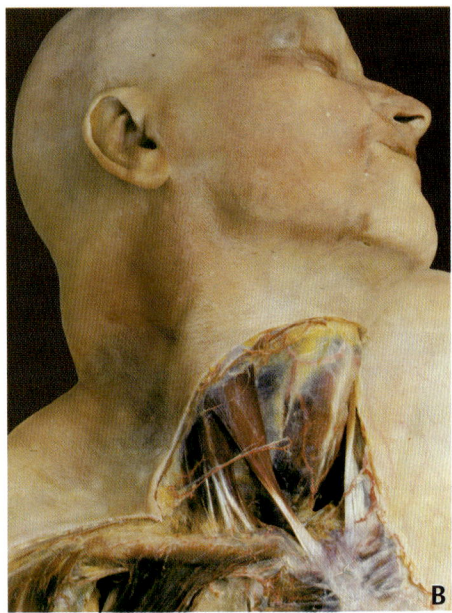

Escaleno Anterior

Palpação – O examinador atrás do paciente irá colocar o 1° e 2° dedos na fossa supraclavicular posteriormente à porção clavicular do ECOM. Em seguida o examinador resistirá à flexão lateral da cabeça e perceberá a tensão do músculo.

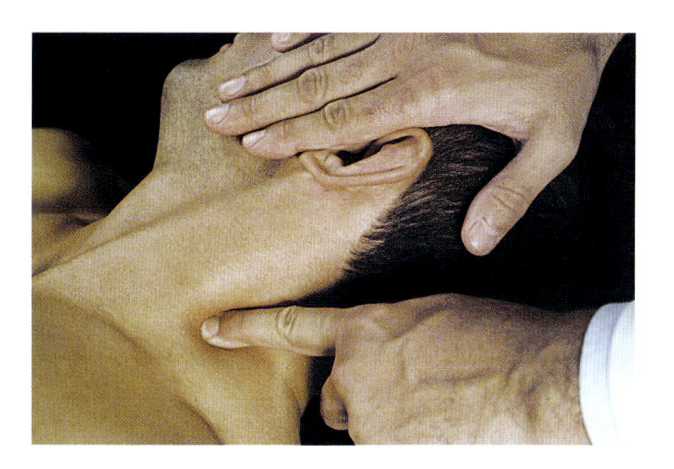

Vasos

Artéria Carótida

Palpação – O examinador primeiramente deverá fazer uma resistência na altura da mandíbula do paciente para evidenciar o músculo ECOM. Com seu 2° e 3° dedos à frente deste músculo, palpará o pulso arterial.

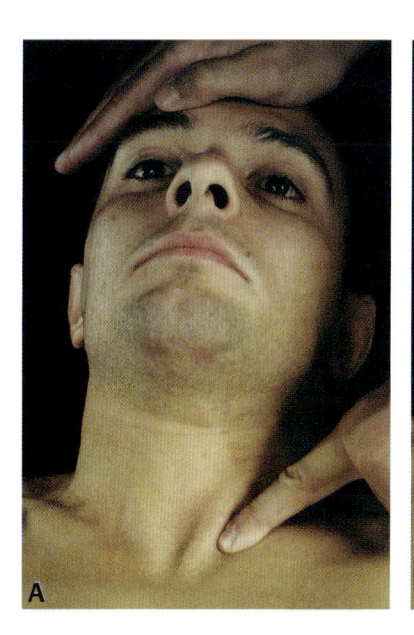

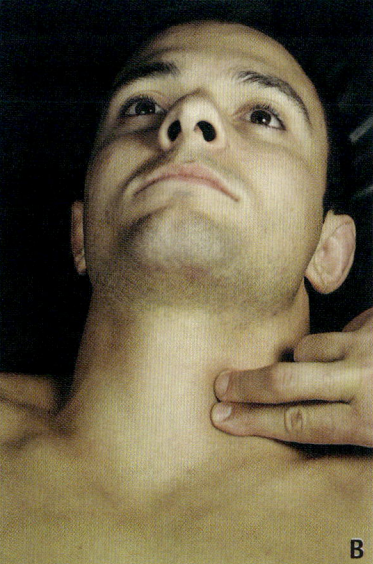

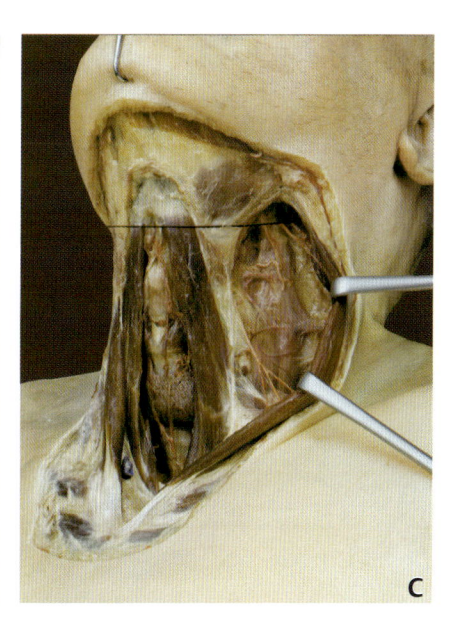

Capítulo 9

ANATOMIA PALPATÓRIA DO ABDOME

Considerações Anatômicas   198
Miologia   200
Vasos   204
Topografia Visceral   205

Considerações Anatômicas

A cavidade abdominal está limitada superiormente pelo músculo diafragma; inferiormente pelo diafragma pélvico (pelve menor), onde se encontram os músculos elevadores do ânus; anteriormente pelos músculos abdominais; e posteriormente pela coluna vertebral (região lombar) e pelos músculos psoas maior, transverso do abdome e quadrado lombar.

Didaticamente a cavidade abdominal é dividida em nove quadrantes e limitada por duas linhas horizontais e três linhas verticais, onde podemos localizar os órgãos e estruturas com mais precisão:

- Quadrantes:
  - Hipocôndrio direito: vesícula biliar e grande parte do fígado.
  - Hipocôndrio esquerdo: estômago.
  - Região epigástrica: estômago.
  - Região lombar direita: colo ascendente e colo transverso e rim.
  - Região lombar esquerda: colo descendente e rim.
  - Região umbilical: estômago, duodeno, pâncreas e colo transverso.
  - Região ilíaca direita: ceco e ovário.
  - Região ilíaca esquerda: colo sigmoide e ovário.
  - Região hipogástrica: reto, apêndice vermiforme, bexiga, próstata, vesícula seminal, útero.

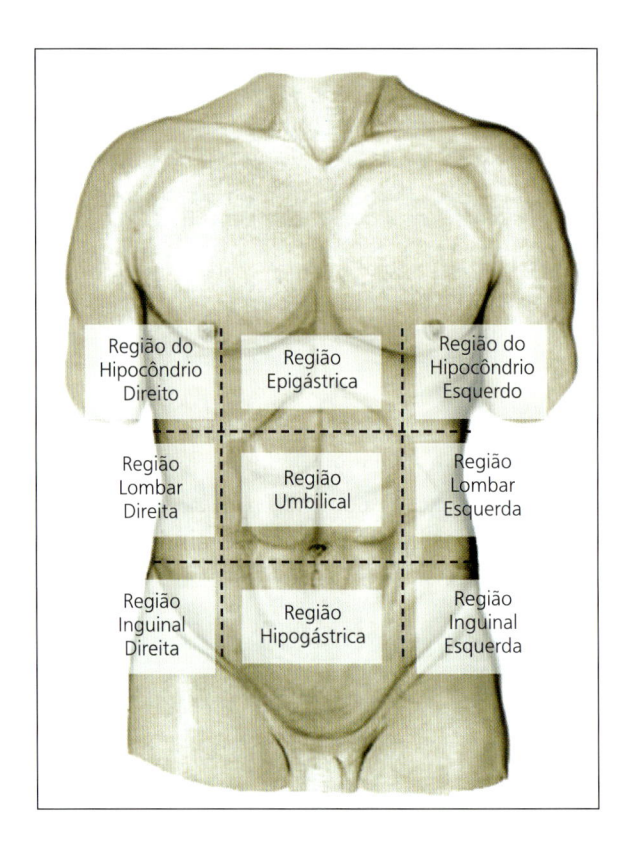

- Linhas horizontais:
  - Plano transpilórico.
  - Plano transtubercular.
- Linhas verticais:
  - Linha medioclavicular direita.
  - Linha medioclavicular esquerda.
  - Linha mediana anterior.

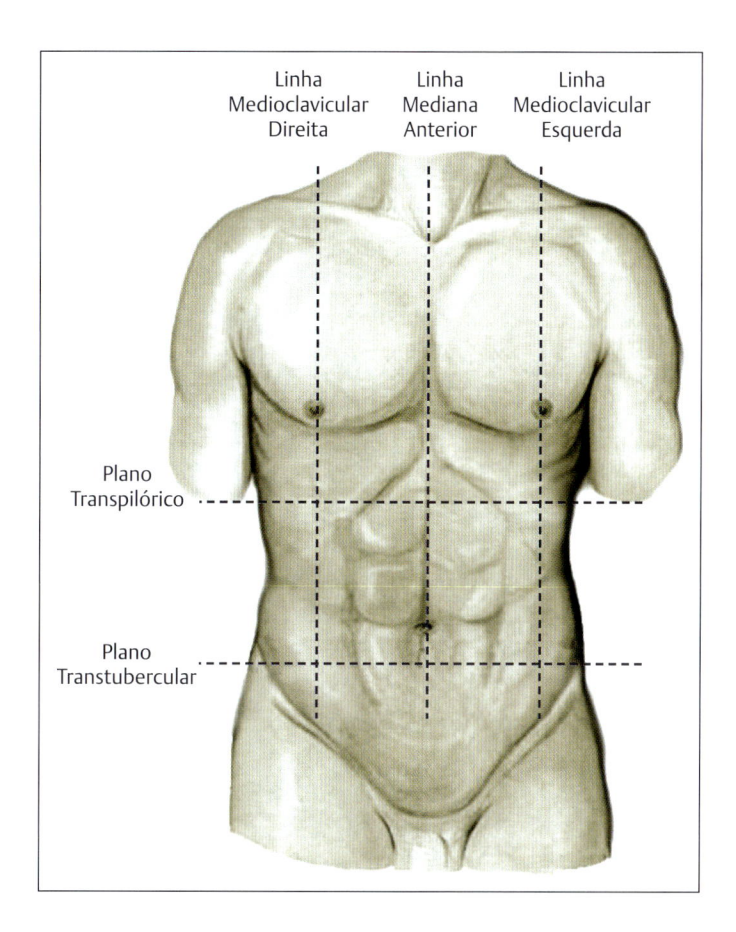

Praticamente todo o conteúdo da cavidade abdominal é coberto por uma membrana serosa, o peritônio, que no sexo masculino é um saco fechado e, nas mulheres, em suas laterais abre-se para as tubas uterinas. Aparece, ainda, o omento maior, um tipo de membrana dupla que é encontrado enrolado nos órgãos da parte superior do abdome, com a função de armazenar gordura e limitar a infecção peritoneal.

Miologia

Reto Abdominal *(Rectus Abdominis)*

Características – Apresenta-se com uma forma quadrangular, é largo e delgado em sua parte superior e, estreito e grosso em sua parte inferior. Sua origem está no processo xifoide e face anterior da quinta, sexta, sétima e oitava costelas. Sua parte superior possui interdigitações tendinosas entre os ventres musculares, indo em direção caudal para se inserir por um tendão plano e robusto no corpo do púbis e sínfise. Atua como flexor da coluna vertebral. É inervado pelos nervos intercostais, raízes de T6 a T12.

Palpação – O examinador coloca sua mão (regiões tênar e hipotênar) sobre os tubérculos púbicos, e com os dedos dirigidos para a cicatriz umbilical. Solicita ao paciente uma flexão de tronco ou flexão da cabeça. Perceberá, sob sua mão, o aumento do tônus muscular.

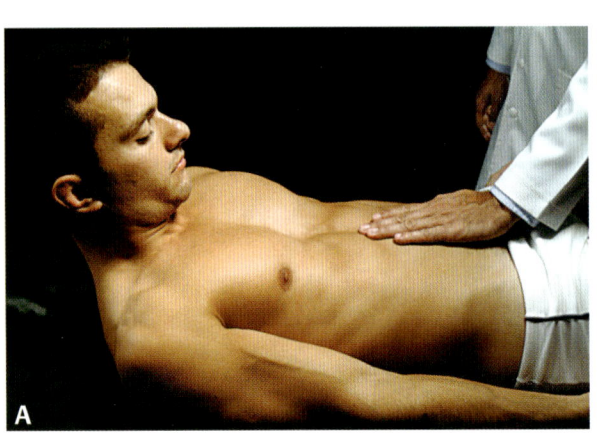

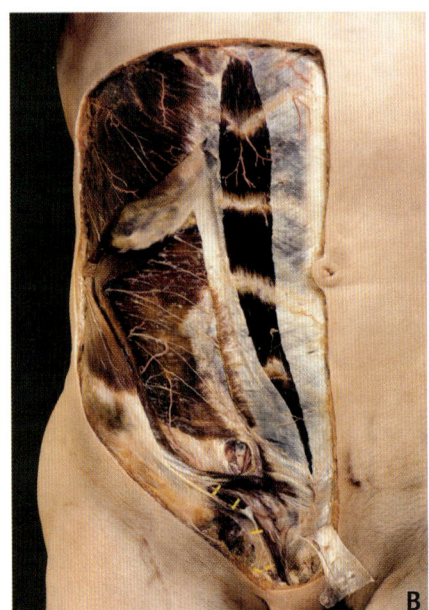

Quadrado Lombar *(Quadratus Lumborum)*

Características – Músculo plano, localizado na cavidade abdominal posterior, sendo recoberto parcialmente pelo músculo psoas maior. Este músculo tem sua origem no lábio interno da crista ilíaca; ligamento iliolombar e processo transverso das quatro últimas vértebras lombares. Sua inserção está na última costela e corpo de T12. Realiza a ação de tracionar a última costela para baixo e inclinar a coluna lombar lateral e posteriormente. Recebe ramos do plexo lombar, raízes de T12, L1, L2 e L3.

Palpação – A palpação se dá desde a crista ilíaca, posteroinferior, até o décimo segundo arco costal, cerca de dois ou três dedos à frente da musculatura extensora (paravertebrais lombares). Nesta posição, o examinador deverá pressionar com seu dedo sensitivo e solicitar ao paciente que faça uma flexão lateral de tronco.

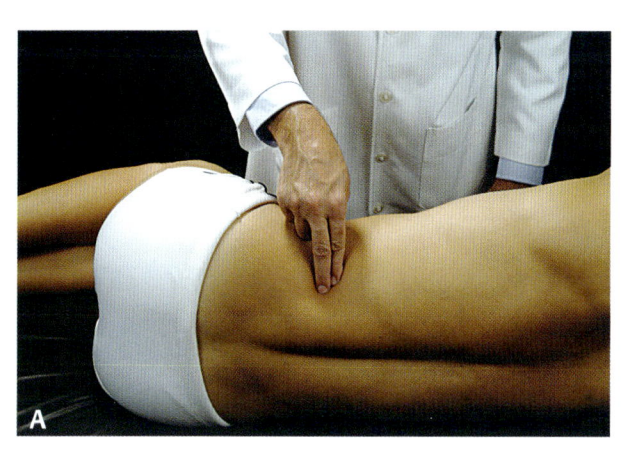

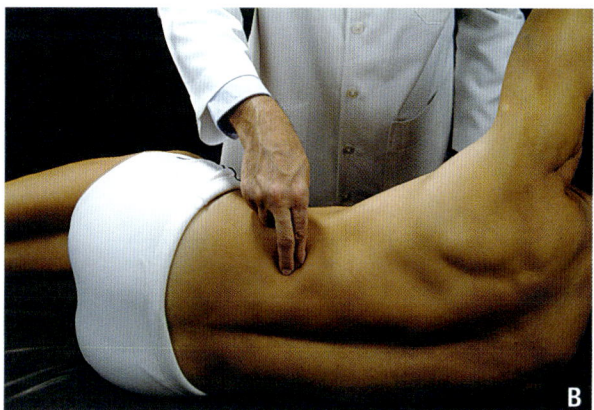

Transverso do Abdome *(Transversus Abdominis)*

Características – É um músculo largo, plano, extenso em sua porção anterior e localizado abaixo dos músculos oblíquos e parte do músculo reto do abdome. Tem sua origem na face interna das seis últimas cartilagens costais; processo transverso de L1 a L4 e crista ilíaca. Num trajeto paralelo transversalmente, segue em direção à face superior do púbis para se inserir. Acionam-se as costelas inferiormente; e diminui-se o espaço na cavidade abdominal. Recebe os oito últimos nervos intercostais, nervos abdominogenitais maior e menor e nervo genitofemoral, raízes de T5 até T12 e L1 e L2.

Palpação – Com a mão sensitiva na região infraumbilical, solicitar ao paciente que prenda a respiração e aumente sua pressão intra-abdominal. Com esta manobra, o examinador perceberá um aumento na região.

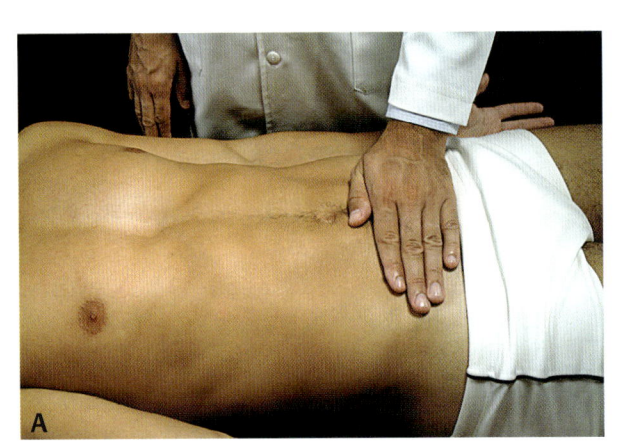

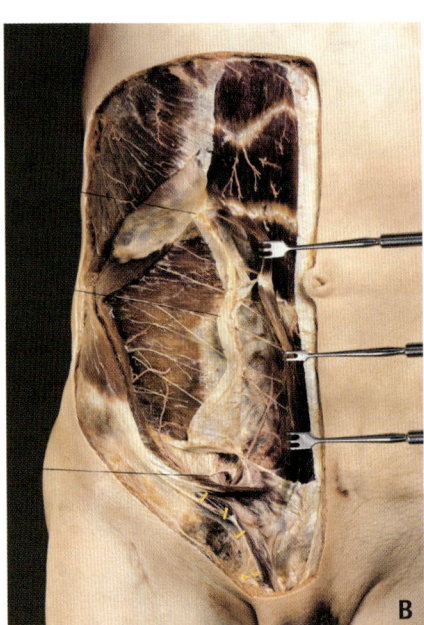

Atenção! *Quando um indivíduo regurgita, defeca ou quando a mulher tem parto normal, também aumenta a pressão intra-abdominal.*

Oblíquo Externo *(Obliquus Abdominis Externus)*

Características – É um músculo largo e plano, localizado superficialmente na região anterolateral do abdome. Tem sua origem nas sete últimas costelas através de oito ventres musculares. Segue em um trajeto por uma lâmina tendinosa para se inserir no tubérculo púbico, crista púbica, lábio externo na crista ilíaca, ligamento inguinal e linha alba. Tem ação de flexionar a coluna vertebral; rotação para o lado oposto e flexão lateral. Recebe os sete últimos nervos intercostais, nervos abdominogenitais maior e menor, raízes de T5 até T12 e L1.

Palpação – O examinador posicionará uma de suas mãos no cotovelo homolateral do paciente, este fará um movimento simultâneo de flexão e rotação do tronco para o lado oposto, que será resistido pelo examinador. O músculo ficará bem visível na região anterolateral do tronco, ventralmente ao grande dorsal, e poderá ser palpado.

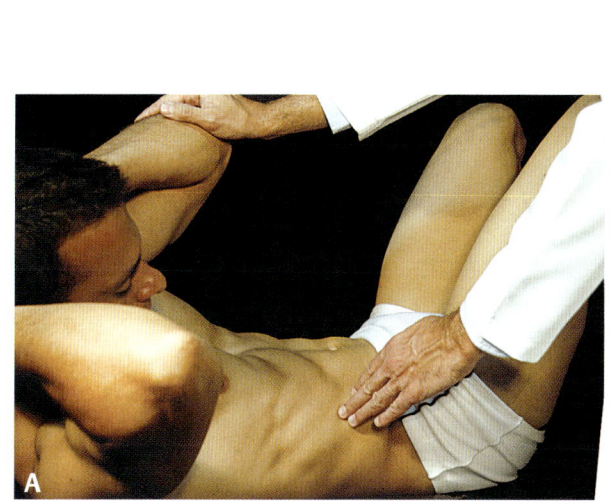

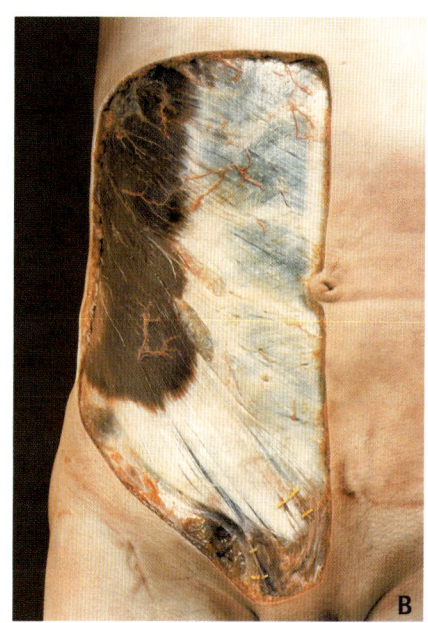

Vasos

Artéria Aorta (*A. Aorta*)

Palpação – O examinador coloca seus dedos sensitivos sobre a linha média do abdome próximo à linha alba para perceber a pulsação da artéria aorta.

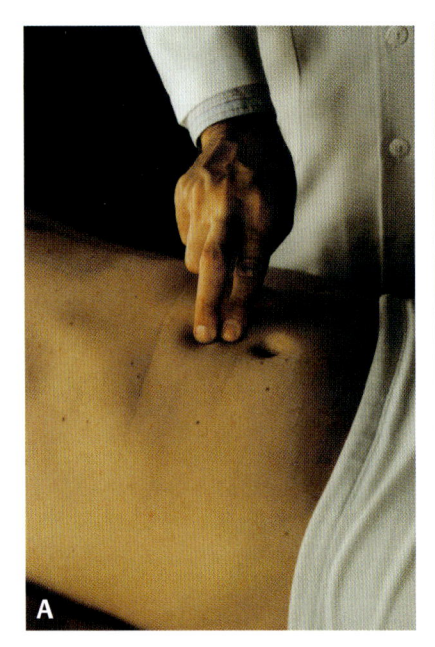

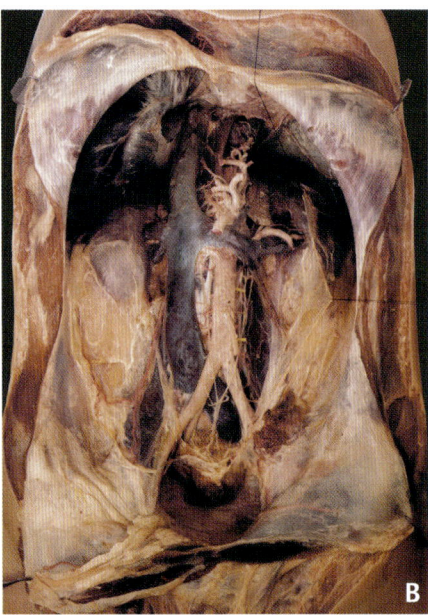

Atenção! *Esta palpação é feita indiretamente, pois anatomicamente seria impossível tocar na estrutura.*

Topografia Visceral

Iremos encontrar diferenças na localização dos órgãos e vísceras de acordo com o biótipo do indivíduo (brevilíneo ou longilíneo). Na região epigástrica localizam-se a cárdia, o fígado e o começo do estômago; no flanco direito, o colo ascendente, rim direito, ângulo hepatoesplênico; no flanco esquerdo localizam-se o colo descendente, rim esquerdo e baço; na fossa ilíaca direita, o ceco e a válvula ileocecal; na fossa ilíaca esquerda localiza-se o colo sigmoide.

Estômago

Características – A posição do estômago na cavidade abdominal é assimétrica, à esquerda da linha mediana e geralmente no quadrante superior esquerdo. O estômago está limitado superiormente pelo diafragma e lobo esquerdo do fígado, por baixo, o cólon transverso e seu meso e por dentro a região celíaca (tronco celíaco e plexo celíaco). A posição do estômago muda de acordo com a posição (decúbito) e o biótipo do indivíduo.

Palpação – O examinador com seus dedos sensitivos na região epigástrica poderá palpar exercendo uma leve pressão.

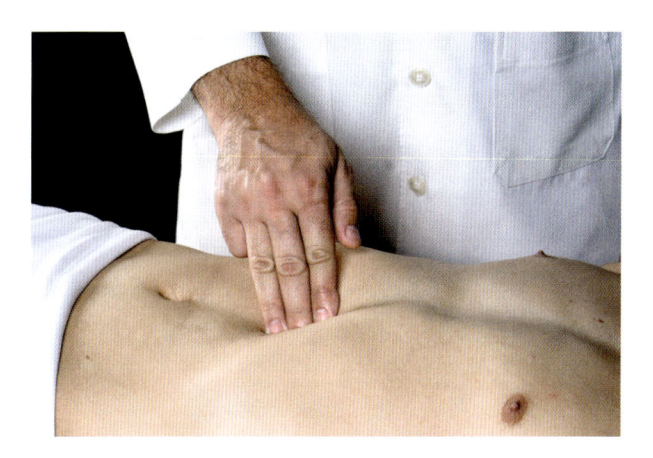

A cárdia será palpada do lado esquerdo um dedo logo abaixo do apêndice xifoide, onde termina o esôfago.

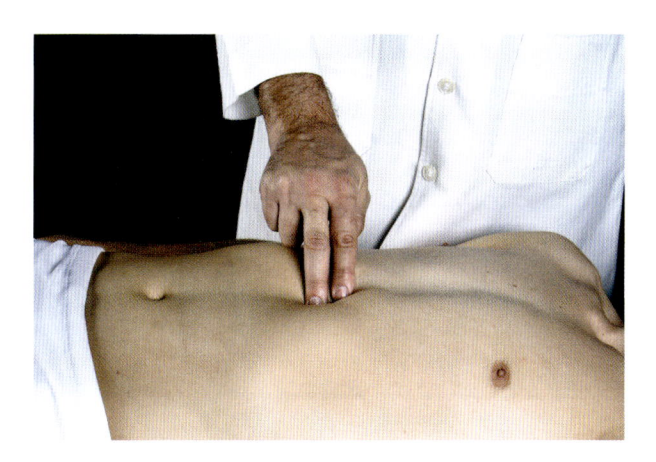

O final do estômago poderá ser palpado 2 a 3 dedos acima da cicatriz umbilical.

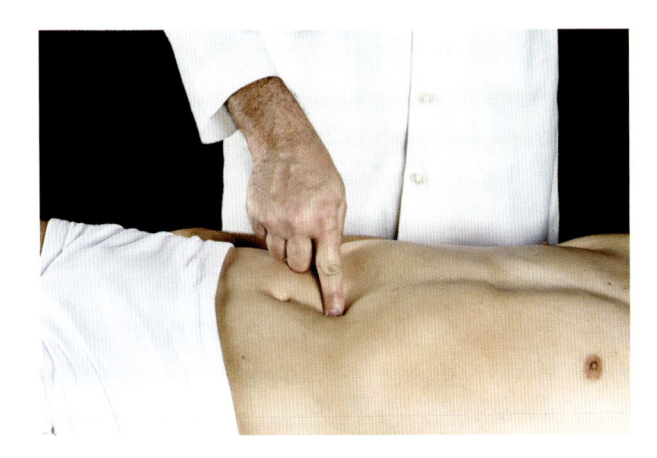

Fígado

Características – O fígado está localizado no hipocôndrio direito. Na parte superior existe uma linha côncava que alcança o 5º espaço intercostal direito sobre a linha mamilar, segue uma linha que vai desde a 9ª cartilagem costal direita até a 8ª cartilagem esquerda.

Palpação – O examinador palpa logo abaixo da última cartilagem costal direita solicitando uma inspiração profunda.

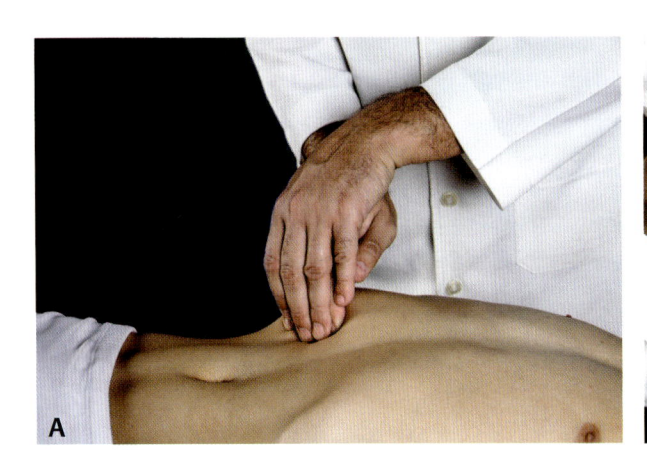

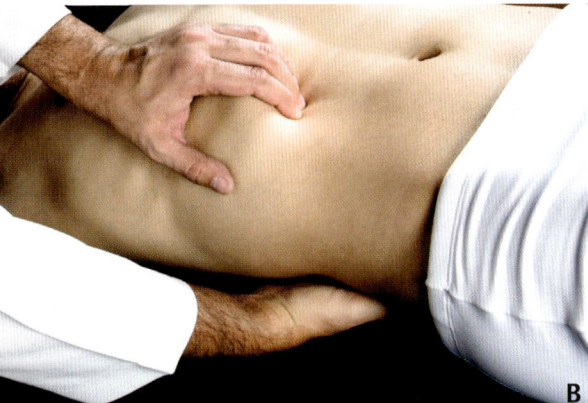

Ceco

Características – O ceco é recoberto pelo peritônio e mede pelo menos 1,5 cm de comprimento. Localiza-se no quadrante inferior direito do abdome e pode ser palpado com mais facilidade quando está distendido por fezes ou gases.

Palpação – O examinador traça uma linha entre a EIAS direita e a cicatriz umbilical, no ponto médio pressiona.

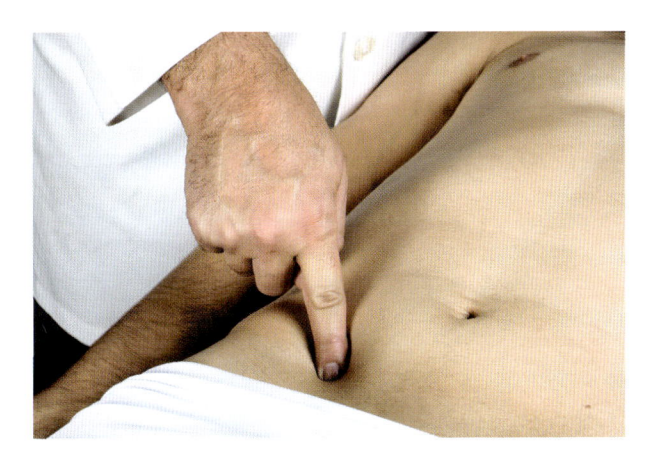

Apêndice Vermiforme

Características – O apêndice se inicia na face posteromedial do ceco. Pode situar-se por ou inferiormente à margem da pelve. A posição anatômica do apêndice terá relação com o sintoma e o local de espasmo muscular em situações de inflamação.

Palpação – Primeiramente o examinador deverá localizar o ceco e posicionar dois dedos abaixo e pressionar.

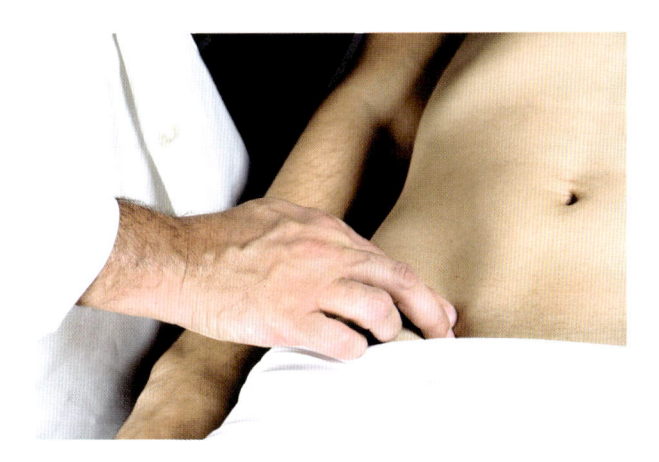

Colo Sigmoide

Características – O colo sigmoide apresenta uma posição e um comprimento variável e fixa o colo descendente ao reto. Prolonga-se da fossa ilíaca até a terceira vértebra sacral.

Palpação – Primeiramente o examinador deverá localizar o m. psoas maior e, em seguida, medialmente a ele deverá pressionar.

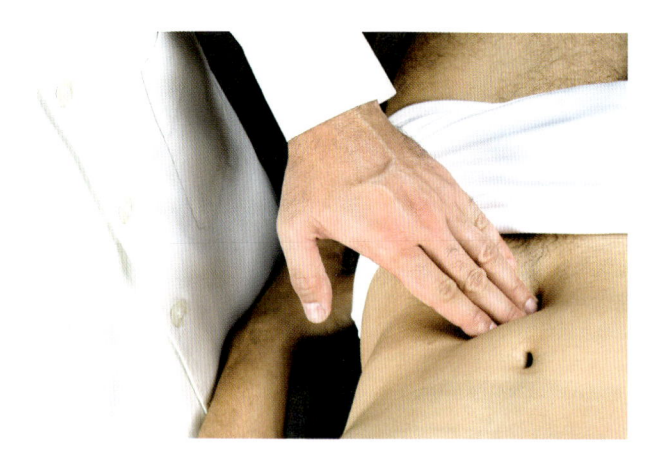

BIBLIOGRAFIA

Balibrea Cantero JL. *Traumatología*. Barcelona: Marbán, 2003.

Cormack DH. *Fundamentos de histologia*. 2 ed. Rio de Janeiro: Guanabara Koogan, 2003.

Dabov GD. Miscellaneous Nontraumatic Disorders. In: Canale ST, Beaty JH. *Campbell's Operative Orthopaedics*. 11 ed. Philadelphia: Mosby Elsevier; 2008; 987-1046.

Gartner LP, Hiatt JL. *Tratado de histologia*. 2 ed. Rio de Janeiro: Guanabara Koogan, 2003.

Grosso DB. *Músculo vasto lateral oblíquo correlações anátomo-clinicas.* Dissertação (mestrado), Universidade Estadual de Campinas, Piracicaba, 1996.

Junqueira LC U, Carneiro J. *Histologia básica – Texto atlas*. 11 ed. Rio de Janeiro: Guanabara Koogan, 2008.

Kendall FP, McCreary EK, Provance PG. *Kendall's músculos – Pruebas, funciones y dolor postural.* 4ed. Madrid: Marbán, 2005.

Kosterina N, Westerblad H, Eriksson A. Mechanical work as predict orofforce enhancement and force depression. *J Biomech* 2009.

Larson RL. Subluxation-dislocation of the patella. In: Kennedy J. (Ed.). *The injured adolescent knee.* Baltimore: Williams & Wilkins, 1962.

Latarjet M, Liard A. Ruíz. *Anatomia humana*. 4 ed. Buenos Aires: Panamericana, 2004.

Lieb FJ, Perry J. Quadriceps function. An EMG study under isometric conditions. *J Bone Joint Surg Am* 1971;53:749.

Moore LK, Dally AF. *Anatomia orientada para clínica*. 4 ed. Rio de Janeiro: Guanabara Koogan, 2001.

Moses K P *et al*. *Atlas fotográfico de anatomia humana*. Rio de Janeiro: Elsevier, 2006.

Sobotta J. *Atlas de anatomia humana*. 22 ed. Rio de Janeiro: Guanabara Koogan, 2006.

Thiel W. *Atlas fotográfico colorido de anatomia humana: cabeça e pescoço*. Rio de Janeiro: Revinter, 2004.

Thiel W. *Atlas fotográfico colorido de anatomia humana: membros inferiores e superiores*. Rio de Janeiro: Revinter, 2004.

Thiel W. *Atlas fotográfico colorido de anatomia humana: tórax, abdome e pelve*. Rio de Janeiro: Revinter, 2004.

Van de Graaff KM. *Anatomia humana*. 6 ed. São Paulo: Manole, 2003.

Williams PL *et al*. *Gray Anatomia*. 37 ed. Rio de Janeiro: Guanabara Koogan, vol. 1, 1995.

Índice Remissivo

Entradas acompanhadas por um *q* em itálico indicam quadros.

A

Abdome
    anatomia palpatória do, 197-208
        considerações anatômicas, 198
        miologia, 200
            oblíquo externo, 203
            quadrado lombar, 201
            reto abdominal, 200
            transverso, 202
        topografia visceral, 205
            apêndice vermiforme, 207
            ceco, 207
            colo sigmoide, 208
            estômago, 205
            fígado, 206
        vasos, 204
            artéria aorta, 204
Acrômio, 17
Anatomia Humana
    introdução ao estudo da, 1-9
        artrologia, 5
            anatomia macroscópica, 5
        eixos do corpo, 2
        miologia, 6
            anatomia macroscópica, 5
        neuroanatomia, 7
            anatomia interna, 8
                da medula espinal, 8
            exame palpatório, 9
                técnicas básicas, 9
            receptores, 7
            vias sensoriais, 8
        osteologia, 3
            anatomia macroscópica, 3
        planimetria, 2
        planos de secção, 2
        termos, 2
            de comparação, 2
            de relação, 2
Anatomia Palpatória
    da cabeça, 191-195
        considerações anatômicas, 192
        osteologia da, 192
            osso occipital, 193
            osso temporal, 192
    da cintura pélvica, 79-113
        artrologia da, 91
        considerações anatômicas, 80
        miologia da, 93
        nervos, 111
        osteologia da, 80
        vasos, 111
    da coluna vertebral, 171-190
        cervical, 182
            artrologia, 189
            considerações anatômicas, 182
            miologia, 190
            osteologia, 182
        considerações anatômicas, 172
        lombar, 173
            considerações anatômicas, 173
            miologia, 174
            osteologia, 173
        torácica, 175
            considerações anatômicas, 175
            osteologia, 176
    da coxa, 79-113
        artrologia da, 91
        considerações anatômicas, 80
        miologia da, 93
            anterior, 103
            posterior, 108
        nervos, 111
        osteologia da, 80
        vasos, 111
    da perna, 127-141
        considerações anatômicas, 128
        miologia, 131
            grupo, 131
                anterior, 131
                lateral, 135
                posterior, 137
        nervos, 141
            fibular, 141
        osteologia, 128
            fíbula, 130
            tíbia, 128
    do abdome, 197-208
        considerações anatômicas, 198
        miologia, 200
            oblíquo externo, 203
            quadrado lombar, 201
            reto abdominal, 200
            transverso, 202
        topografia visceral, 205
            apêndice vermiforme, 207
            ceco, 207
            colo sigmoide, 208
            estômago, 205
            fígado, 206
        vasos, 204
            artéria aorta, 204
    do joelho, 115-126
        artrologia da, 121
        considerações anatômicas, 116
        osteologia da, 116
        vasos, 126
    do membro superior, 11-78
        antebraço, 55-72
            miologia, 58
            nervos, 71
            osteologia, 55
            vasos, 71
        braço, 44-50
            miologia, 44
            nervos, 49
            vasos, 49
        cintura escapular, 12-43
            artrologia, 23
            considerações anatômicas, 12
            miologia, 27
            osteologia, 12
        cotovelo, 51-54
            considerações anatômicas, 51
            nervo, 54
            osteologia, 51
        mãos, 73-78
            miologia, 77
            osteologia, 73
    do pé, 143-169
        artrologia, 154
            aponeurose plantar, 161
            articulação, 158
                talocalcânea, 160
                talocalcaneonavicular, 159
                transversa do tarso, 158
        considerações anatômicas, 144
        miologia, 163
            abdutor, 164, 165
                do dedo mínimo, 164
                do hálux, 165
            extensor curto dos dedos, 163
            flexor curto, 166, 167
                do hálux, 166
                dos dedos, 167

nervos, 169
  fibular profundo, 169
osteologia, 144
  metatarsos, 153
  ossos do tarso, 145, 149
    anterior, 149
    posterior, 145
vasos, 169
  artéria dorsal, 169
do pescoço, 191-195
  considerações anatômicas, 192
  miologia, 194
    ECOM, 194
    escaleno anterior, 195
  vasos, 195
    artéria carótida, 195
do tornozelo, 143-169
  artrologia do, 154
    articulação, 154
      talocrural, 155
      tibiofibular, 154
      tibiotársica, 155
  considerações anatômicas, 144
  nervos, 169
    tibial posterior, 169
  osteologia, 144
    fíbula, 144
    tíbia, 144
  vasos, 169
    artéria tibial posterior, 169
Anfiartrose, 6
Ângulo
  esternal, 177
Antebraço
  miologia, 58
    músculos antebraquiais, 58, 62, 67
      anteriores, 58
      posteriores, 62, 67
      laterais, 67
  osteologia, 55
    rádio, 57
    ulna, 55
Aponeurose
  plantar, 161
Artéria
  aorta, 204
  braquial, 49
  carótida, 195
  dorsal, 169
    do pé, 169
  femoral, 113
    posterior, 169
  radial, 71
  tibial, 169
Articulação(ões)
  acromiocavicular, 24
  classificação das, 5, 6q, 7
    anfiartrose, 6
    diartrose, 5
    pelos eixos de movimento, 6q
    sinartrose, 6
  escapulotorácica, 26
    mobilização, 26
  esternoclavicular, 23
    mobilização, 24
  sacroccocígea, 93
  sacroilíaca, 91
  talocrural, 155

tibiofibular, 154
tibiotársica, 155
transversa do tarso, 158
  calcaneocubóidea, 158
  subtalar, 160
  talocalcânea, 160
  talocalcaneonavicular, 159
Artrologia
  anatomia macroscópica, 5, 6q
    classificação das articulações, 5, 6q
  da cintura escapular, 23
    articulação, 24
      acromioclavicular, 24
      escapulotorácica, 26
      esternoclavicular, 23
    bolsa, 25
      subacromial, 25
      subdeltóidea, 25
    ligamento, 24
      acromioclavicular, 24
      interclavicular, 25
  da cintura pélvica, 91
    articulação, 91, 93
      sacrococcígea, 93
      sacroilíaca, 91
    ligamento, 92
      sacrotuberal, 92
  da coluna cervical, 189
    ligamento nucal, 189
Atlas
  processo transverso, 182
Áxis
  processos, 183
    espinhoso, 183
    transverso, 183

B
Bolsa
  subacromial, 25
  subdeltóidea, 25
Borda
  lateral, 87
    do sacro, 87
Braço
  miologia do, 44
    músculos, 44
      anteriores, 44
      posterior, 47
    nervos, 49
      mediano, 50
      ulnar, 50
    vasos, 49
      artéria braquial, 49

C
C1
  processo transverso, 182
C2
  processo, 183
    espinhoso, 183
    transverso, 183
C3
  processo, 184
    espinhoso, 184
    transverso, 184
C4
  processo, 185
    espinhoso, 185
    transverso, 185

C5
  processo, 186
    espinhoso, 186
    transverso, 186
C6
  processo, 187
    espinhoso, 187
    transverso, 187
C7
  processo, 188
    espinhoso, 188
    transverso, 188
Cabeça
  anatomia palpatória da, 191-195
    considerações anatômicas, 192
    osteologia da, 192
      osso occipital, 193
      osso temporal, 192
  da fíbula, 130
    ápice da, 130
  da ulna, 56
  do rádio, 53
  do tálus, 147
Calcâneo
  sustentáculo do tálus, 146
  tróclea fibular, 145
Cápsula
  fibrosa, 155
Carpo
  ERCC, 69
  ERLC, 68
  extensor do, 63
    ulnar, 62
  flexor do, 60, 61
    radial, 60
    ulnar, 61
  ossos do, 73
    escafoide, 73
    metacarpos, 76
    pisiforme, 74
    processo estiloide, 75
      do 1º metacarpo, 75
      do escafoide, 75
      do rádio, 75
Cintura
  escapular, 12
    artrologia, 23
      articulação, 23
        acromioclavicular, 24
        escapulotorácica, 26
        esternoclavicular, 23
      bolsa, 25
        subacromial, 25
        subdeltóidea, 25
      ligamento, 24
        acromioclavicular, 24
        interclavicular, 25
    considerações anatômicas, 12
    miologia da, 27
      músculos que unem, 27, 34
        ao ombro, 34
        ao tronco, 27
    osteologia, 12
      clavícula, 12
      escápula, 14
      úmero, 19
  pélvica, 79-113
    artrologia da, 91

ligamento, 92
    sacrotuberal, 92
  sacrococcígea, 93
  sacroilíaca, 91
considerações anatômicas, 80
miologia da, 93
  glúteo, 93, 94
    máximo, 93
    médio, 94
  iliopsoas, 103
  piriforme, 96
  psoas maior, 102
  quadrado da coxa, 97
  trígono femoral, 98
nervos, 111
  isquiático, 111
osteologia da, 80
  ilíaco, 80
  EIAS, 81
  EIPI, 83
  EIPS, 82
  ísquio, 83
  púbis, 85
  sacro, 86
  cóccix, 88
  fêmur, 89
vasos, 111
  artéria femoral, 113
Clavícula, 12
  extremidade, 13
    acromial, 13
    esternal, 13
Coluna Vertebral
  anatomia palpatória da, 171-190
    cervical, 182
      artrologia, 189
      considerações anatômicas, 182
      miologia, 190
      osteologia, 182
    considerações anatômicas, 172
    lombar, 173
      considerações anatômicas, 173
      miologia, 174
      osteologia, 173
    torácica, 175
      considerações anatômicas, 175
      osteologia, 176
Corpo
  da ulna, 55
  do esterno, 177
  do rádio, 57
  eixos do, 2, 3q
  humano, 4q
    total de ossos do, 4q
  movimentos do, 3q
  planos do, 3q
Costela(s), 179
  1ª, 180
  2ª, 181
Cotovelo
  considerações anatômicas, 51
  nervo, 54
    ulnar, 54
  osteologia, 51
    rádio, 51
    ulna, 51
    úmero, 51

Coxa
  anatomia palpatória da, 79-113
    artrologia, 91
    considerações anatômicas, 80
    miologia, 93
      anterior, 103
      iliopsoas, 103
      posterior, 108
      quadrado, 97
      trígono femoral, 98
    nervo, 111
      isquiático, 111
    osteologia, 80
      fêmur, 89
    vasos, 111
      artéria femoral, 113
Crista(s)
  anterior, 129
  da tíbia, 129
  ilíacas, 80
  sacral, 86
    mediana, 86
Cuboide, 150
Cuneiforme
  intermédio, 152
  lateral, 152
  medial, 151

D

Dedo(s)
  5º, 78, 154
    abdutor do, 78
    tuberosidade do, 154
  extensor dos, 62, 133, 163
    curto, 163
    longo, 133
  flexor dos, 61, 140, 167
    curto, 167
    longo, 140
    superficial, 61
  mínimo, 164
    abdutor do, 164
Diartrose, 5
Dorso
  latíssimo do, 33

E

ECOM(Esternocleidomastóideo), 194
EIAS(Espinha Ilíaca Anterossuperior), 81
EIPI (Espinha Ilíaca Posteroinferior), 83
EIPS (Espinha Ilíaca Posterossuperior), 82
Eixo(s)
  de movimento, 6q
    classificação pelos, 6q
    das articulações, 6q
  do corpo, 2, 3q
Epicôndilo(s)
  lateral, 52
  medial, 51
Epífise
  do úmero, 20, 51
    distal, 51
      epicôndilo, 51, 52
        lateral, 52
        medial, 51
      olécrano, 52
    proximal, 20
  proximal, 89
    do fêmur, 89

ERLC (Extensor Radial Longo do Carpo), 68
ERRC (Extensor Radial Curto do Carpo), 69
Escafoide, 73
Escápula
  acrômio, 17
  ângulo, 14, 16
    inferior, 14, 16
    superior, 16
  borda, 15, 16
    lateral, 15, 16
    medial, 15, 16
  espinha da, 17
  levantador da, 30
  processo coracoide, 18
Espinha
  acromial, 17
  da escápula, 17
Esterno
  ângulo esternal, 177
  corpo do, 177
  manúbrio, 176
  processo xifoide, 178

F

Face
  lateral, 131
    da fíbula, 131
Fíbula
  cabeça da, 130
    ápice da, 130
  face lateral, 131
  maléolo lateral, 144

G

Gerdy
  tubérculo de, 129

H

Hálux
  abdutor do, 165
  extensor do, 132
    longo, 132
  flexor do, 140, 166
    curto, 166
    longo, 140

J

Joelho
  anatomia palpatória do, 115-126
    artrologia da, 121
    considerações anatômicas, 116
    osteologia da, 116
    vasos, 126

L

Ligamento
  acromioclavicular, 24
  calcaneofibular, 157
  colateral, 121, 122, 156, 157
    fibular, 121
    lateral, 156
    medial, 157
    tibial, 122
  deltoide, 157
  inguinal, 99
  interclavicular, 25
  nucal, 189
  patelar, 123
  sacrotuberal, 92

tibiofibular, 156
  anterior, 156
  posterior, 156
Linha
  nucal, 193

M

Maléolo
  lateral, 144
  medial, 144
Manúbrio, 176
Mão
  miologia, 77
    músculo da região, 77, 78
      hipotênar, 78
      tênar, 77
  osteologia, 73
    metacarpos, 76
    ossos do carpo, 73, 75
      escafoide, 73, 75
      psiforme, 74
    processo estiloide, 75
      do 1º metacarpo, 75
      do rádio, 75
Margem
  anterior, 129
    da tíbia, 129
Medula
  espinal, 8
    anatomia interna da, 8
Membro Superior
  anatomia palpatória do, 11-78
    antebraço, 55-72
      miologia, 58
      nervos, 71
      osteologia, 55
      vasos, 71
    braço, 44-50
      miologia, 44
      nervos, 49
      vasos, 49
    cintura escapular, 12-43
      artrologia, 23
      considerações anatômicas, 12
      miologia, 27
      osteologia, 12
    cotovelo, 51-54
      considerações anatômicas, 51
      nervo, 54
      osteologia, 51
    mãos, 73-78
      miologia, 77
      osteologia, 73
Metacarpo(s), 76
  1º, 75
Metatarso
  base do 5º, 155
    tuberosidade da, 155
Miologia
  anatomia macroscópica, 6
  da cintura escapular, 27
    músculos que unem, 27, 34
      ao ombro, 34
      o tronco à, 27
  da coluna, 174, 189
    cervical, 190
      suboccipitais, 190
    lombar, 174
      eretores, 174

das mãos, 77
do abdome, 200
  oblíquo externo, 203
  quadrado lombar, 201
  reto abdominal, 200
  transverso do abdome, 202
do antebraço, 58
  músculos antebraquiais, 58, 62, 67
    anteriores, 58
    posteriores, 62, 67
    laterais, 67
do braço, 44, 47
  músculos, 44, 47
    anteriores, 44
    posterior, 47
do pé, 163
  abdutor, 164, 165
    do dedo mínimo, 164
    do hálux, 165
  extensor dos dedos, 163
    curto, 163
  flexor curto, 166, 167
    do hálux, 166
    dos dedos, 167
do pescoço, 194
  ECOM, 194
  escaleno anterior, 195
Movimento(s)
  do corpo, 3q
  eixos de, 6q
    classificação pelos, 6q
    das articulações, 6q
Músculo(s)
  abdutor, 64, 77, 78, 101
    curto, 77
      do polegar, 77
      do 5º dedo, 78
    longo, 64, 101
      da coxa, 101
      do polegar, 64
  antebraquiais, 58, 62, 67
    anteriores, 58
    posteriores, 62, 67
    laterais, 67
  anteriores, 44
    bíceps braquial, 44
      divisão das porções, 45
      tendão de inserção, 45
    braquial, 46
  bíceps, 22, 108, 109
    braquial, 22
      porção longa do, 22
      tendão da, 22
    femoral, 110, 111
      porção curta, 111
      porção longa, 110
  braquiorradial, 67
  coracobraquial, 43
  da região, 77, 78
    hipotênar, 78
    tênar, 77
  deltoide, 34
    porção, 34
      acromial, 35
      anterior, 34
      clavicular, 34
      espinal, 35
      média, 35
      posterior, 35

ECOM, 194
eretores, 174
  da coluna, 174
escaleno, 195
  anterior, 195
extensor, 62, 65, 66, 68, 69, 132, 133
  curto, 66
    do polegar, 66
  dos dedos, 62
  ERCC, 69
  ERLC, 68
  longo, 65, 133
    do hálux, 132
    do polegar, 65
    dos dedos, 133
  ulnar, 63
    do carpo, 63
femoral, 106
fibular, 134-136
  curto, 136
  longo, 135
  terceiro, 134
flexor, 60, 61, 140
  longo, 140
    do hálux, 140
    dos dedos, 140
  radial, 60
    do carpo, 60
  superficial, 61
    dos dedos, 61
  ulnar, 61
    do carpo, 61
glúteo, 93, 94
  máximo, 93
  médio, 94
iliopsoas, 103
infraespinal, 39
isquiotibiais, 108
latíssimo, 33
  do dorso, 33
levantador, 30
  da escápula, 30
oblíquo, 203
  externo, 203
palmar, 59
  longo, 59
peitoral, 31, 41
  maior, 41, 42
    mobilização, 42
    porção clavicular, 42
  menor, 31
piriforme, 96
posterior, 47
  tríceps braquial, 47
    porção, 47, 48
      intermédia, 48
      lateral, 48
      longa, 47
      média, 48
    tendão, 49
      de inserção distal, 49
pronador, 58
  redondo, 58
psoas maior, 102
quadrado, 97, 201
  da coxa, 97
  lombar, 201

quadríceps, 103, 107
  femoral, 103, 107
    tendão comum do, 107
que unem, 27, 34
  a cintura escapular, 34
    ao ombro, 34
  o tronco, 27
    à cintura escapular, 27
    ao úmero, 27
redondo, 39, 40
  maior, 39
  menor, 40
reto, 106, 200
  abdominal, 200
  da coxa, 106
romboide, 29
  maior, 29
sartório, 100
semimembranoso, 110
semitendinoso, 109
serrátil, 32
  anterior, 32
subescapular, 36
suboccipitais, 190
supraespinal, 38
tabaqueira anatômica, 70
tibial, 131, 139
  anterior, 131
  posterior, 139
transverso, 202
  do abdome, 202
trapézio, 27
  fibras, 27
    ascendentes, 28
    descendentes, 27
    transversais, 28
tríceps, 137
  da perna, 137
    gastrocnêmico, 137
    sóleo, 138
trígono femoral, 98
vasto, 103, 105
  lateral, 103
  medial, 105

N

Navicular, 149
Nervo(s), 49
  fibular, 141, 169
    profundo, 169
  isquiático, 111
  mediano, 50, 72
  tibial, 169
    posterior, 169
  ulnar, 50, 54, 71
Neuroanatomia
  exame palpatório, 9
    técnicas básicas, 9
  medula espinal, 8
    anatomia interna da, 8
  receptores, 7
  vias sensoriais, 8

O

Olécrano, 52
Ombro
  músculos que unem, 34
    a cintura escapular, 34

Osso(s)
  classificação dos, 4
  cóccix, 88
  do carpo, 73
    escafoide, 73
    pisiforme, 74
  do corpo humano, 4q
    total, 4q
  do tarso, 145, 149
    anterior, 149
      cuboide, 150
      cuneiforme, 151
      navicular, 149
    posterior, 145
      calcâneo, 145
      tálus, 147
  escafoide, 75
  fêmur, 89
    epífise proximal, 89
    trocânter maior, 89
  função dos, 4
  ilíaco, 80
    cristas ilíacas, 80
    EIAS, 81
    EIPI, 83
    EIPS, 82
  ísquio, 83
    tuberosidade isquiática, 83
  metacarpo, 75, 76
  metatarsos, 153
    tuberosidade, 154
      da base do 5º, 154
      do 5º dedo, 154
  occipital, 193
    linha nucal, 193
    protuberância externa, 193
  púbis, 85
    tubérculo púbico, 85
  sacro, 86
    borda lateral do, 87
    crista sacral, 86
      mediana, 86
  temporal, 192
    processo mastoide, 192
Osteologia
  anatomia macroscópica, 3
    ossos, 4
      classificação dos, 4
      função dos, 4
  da cabeça, 192
    osso, 192
      occipital, 193
      temporal, 192
  da cintura, 12, 80
    escapular, 12
      clavícula, 12
      escápula, 14
      úmero, 19
    pélvica, 80
      cóccix, 88
      ilíaco, 80
      ísquio, 83
      púbis, 85
      sacro, 86
  da coluna, 173
    cervical, 182
      atlas, 182
      áxis, 183

      C1, 182
      C2, 183
      C3, 184
      C4, 185
      C5, 186
      C6, 187
      C7, 188
    lombar, 173
      processos espinhosos, 173
    torácica, 176
      costelas, 180
      esterno, 176
  da coxa, 80
    fêmur, 89
  da mão, 73
    carpo, 73
      escafoide, 73
      metacarpos, 76
      pisiforme, 74
      processo estiloide, 75
        do 1º metacarpo, 75
        do escafoide, 75
        do rádio, 75
  da perna, 128
    tíbia, 128
      crista anterior, 129
      margem anterior, 129
      TAT, 128
      trato iliotibial, 129
      tubérculo de Gerdy, 129
    fíbula, 130
      cabeça da, 130
      face lateral, 131
  do antebraço, 55
    rádio, 57
    ulna, 55
  do cotovelo, 51
    rádio, 51
    ulna, 51
    úmero, 51

P

Pé
  anatomia palpatória do, 143-169
    artrologia, 154
      aponeurose plantar, 161
      articulação, 158
        talocalcânea, 160
        talocalcaneonavicular, 159
        transversa do tarso, 158
    considerações anatômicas, 144
    miologia, 163
      abdutor, 164, 165
        do dedo mínimo, 164
        do hálux, 165
      extensor curto dos dedos, 163
      flexor curto, 166, 167
        do hálux, 166
        dos dedos, 167
    nervos, 169
      fibular profundo, 169
    osteologia, 144
      metatarsos, 153
      ossos do tarso, 145, 149
        anterior, 149
        posterior, 145
    vasos, 169
      artéria dorsal, 169

Perna
  anatomia palpatória da, 127-141
    considerações anatômicas, 128
    miologia, 131
      grupo, 131
        anterior, 131
        lateral, 135
        posterior, 137
      nervos, 141
        fibular, 141
      osteologia, 128
        fíbula, 130
        tíbia, 128
      tríceps, 137
        gastrocnêmico, 137
        sóleo, 138
Pescoço
  anatomia palpatória do, 191-195
    considerações anatômicas, 192
    miologia, 194
      ECOM, 194
        escaleno anterior, 195
      vasos, 195
        artéria carótida, 195
Pisiforme, 73
Planimetria, 2
Plano(s)
  de secção, 2
  do corpo, 3q
Polegar
  abdutor do, 64
    longo, 64
  extensor do, 65, 66
    curto, 66
    longo, 65
Processo(s)
  coracoide, 18
  espinhosos, 173, 179, 183
    áxis, 183
    C2, 183
    C3, 184
    C4, 185
    C5, 186
    C6, 187
    C7, 188
    da coluna lombar, 173
    do esterno, 179
    e costelas, 179
  estiloide, 56, 57, 75
    cabeça da ulna e, 56
    corpo do rádio e, 57
    do rádio, 75
  mastóideo, 192
    da cabeça, 192
  posterior, 149
    do tálus, 149
  transverso(s), 179, 182
    atlas, 182
    áxis, 183
    C1, 182
    C2, 183
    C3, 184
    C4, 185

C5, 186
C6, 187
C7, 188
e costelas, 179
xifoide, 178
  do esterno, 178
Protuberância
  occipital, 193
    externa, 193

R
Rádio, 51
  cabeça do, 53
  corpo do, 57
  processo estiloide, 57, 75
Receptor(es)
  em neuroanatomia, 9
  tipos de, 9q
    de sensibilidade corporal, 9q
Região
  músculo da, 77
    hipotênar, 78
    tênar, 77

S
Sinartrose, 6
Sulco
  intertubercular, 23

T
Tabaqueira
  anatômica, 70
Tálus
  cabeça, 147
  processo posterior, 148
  sustentáculo do, 146
  tróclea, 148
  tubérculo medial, 148
TAT (Tuberosidade Anterior da Tíbia), 128
Tendão
  comum, 107
    do quadríceps femoral, 107
  da porção longa, 22
    do bíceps, 22
      braquial, 22
  de inserção distal, 49
    do tríceps braquial, 49
  do calcâneo, 139
  do supraespinal, 38
Termo(s)
  de comparação, 2
  de relação, 2
Tíbia
  crista anterior, 129
  maléolo medial, 144
  margem anterior, 129
  TAT, 128
  trato iliotibial, 129
  tubérculo de Gerdy, 129
Tornozelo
  anatomia palpatória, 143-169
    artrologia, 154
      articulação, 154
        talocrural, 155

        tibiofibular, 154
        tibiotársica, 155
    considerações anatômicas, 144
    nervos, 169
      tibial posterior, 169
    osteologia, 144
      fíbula, 144
      tíbia, 144
    vasos, 169
      artéria tibial posterior, 169
Trato
  iliotibial, 129
    impressão para, 129
Trocânter
  maior, 89
Tróclea, 148
  fíbular, 145
Tronco
  músculos que unem o, 27
    à cintura escapular, 27
    ao úmero, 27
Tubérculo
  de Gerdy, 129
  do úmero, 20
    maior, 21
    menor, 20
  medial, 148
    do tálus, 148
  púbico, 85
Tuberosidade
  da base, 154
    do 5º metatarso, 154
  do 5º dedo, 154
  isquiática, 83

U
Ulna, 51
  cabeça da, 56
  e processo estiloide, 56
  corpo da, 55
Úmero
  epífise, 19, 51
    distal, 51
    proximal, 19
  músculos que unem o tronco ao, 27
  sulco intertubercular, 22
  tendão, 22
    da porção longa, 22
      do bíceps braquial, 22
  tubérculo, 20, 21
    maior, 21
    menor, 20

V
Vaso(s)
  artéria, 49, 71, 169, 195, 204
    aorta, 204
    braquial, 49
    carótida, 195
    dorsal, 169
      do pé, 169
    radial, 71
    tibial, 169
      posterior, 169